傅晓骏名中医验方撷菁

主编　傅晓骏

全国百佳图书出版单位
中国中医药出版社
·北　京·

图书在版编目（CIP）数据

傅晓骏名中医验方撷菁 / 傅晓骏主编 . — 北京：中国中医药出版社，2021.7

ISBN 978-7-5132-6976-6

Ⅰ . ①傅…　Ⅱ . ①傅…　Ⅲ . ①验方 - 汇编　Ⅳ . ① R289.5

中国版本图书馆 CIP 数据核字 (2021) 第 089457 号

中国中医药出版社出版

北京经济技术开发区科创十三街 31 号院二区 8 号楼

邮政编码　100176

传真　010-64405721

河北省武强县画业有限责任公司印刷

各地新华书店经销

开本 710×1000　1/16　印张 10.5　彩插 0.5　字数 179 千字

2021 年 7 月第 1 版　2021 年 7 月第 1 次印刷

书号　ISBN 978-7-5132-6976-6

定价　48.00 元

网址　www.cptcm.com

服务热线　010-64405720

购书热线　010-89535836

维权打假　010-64405753

微信服务号　zgzyycbs

微商城网址　https：//kdt.im/LIdUGr

官方微博　http：//e.weibo.com/cptcm

天猫旗舰店网址　https：//zgzyycbs.tmall.com

如有印装质量问题请与本社出版部联系（010-64405510）

《傅晓骏名中医验方撷菁》

编委会

主　编　傅晓骏

编　委　姚敏琪　鲍仙珍　周岐鸣
沈素敏　郑　晨　朱杭溢

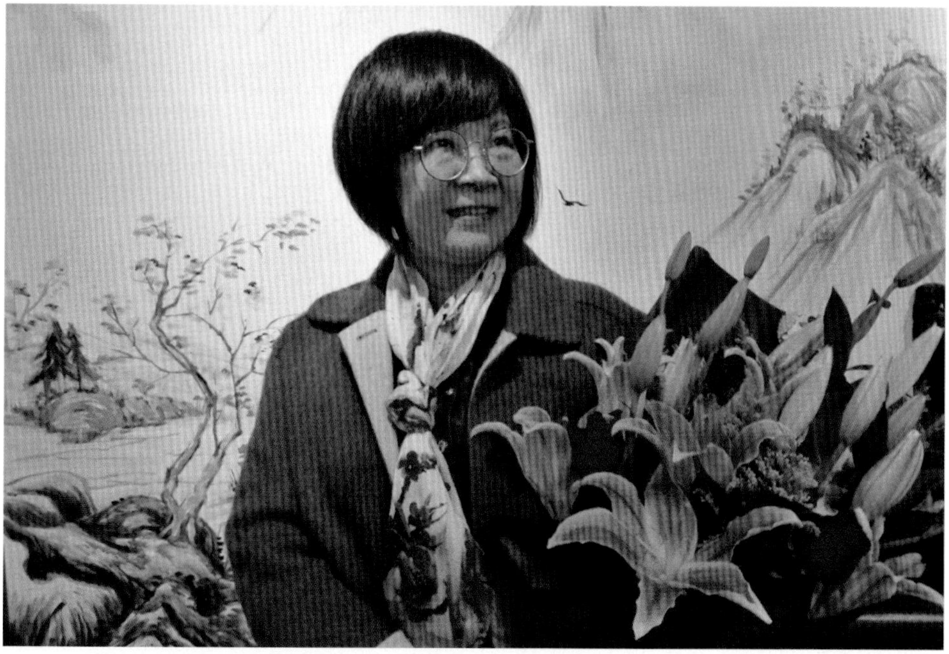

傅晓骏近照

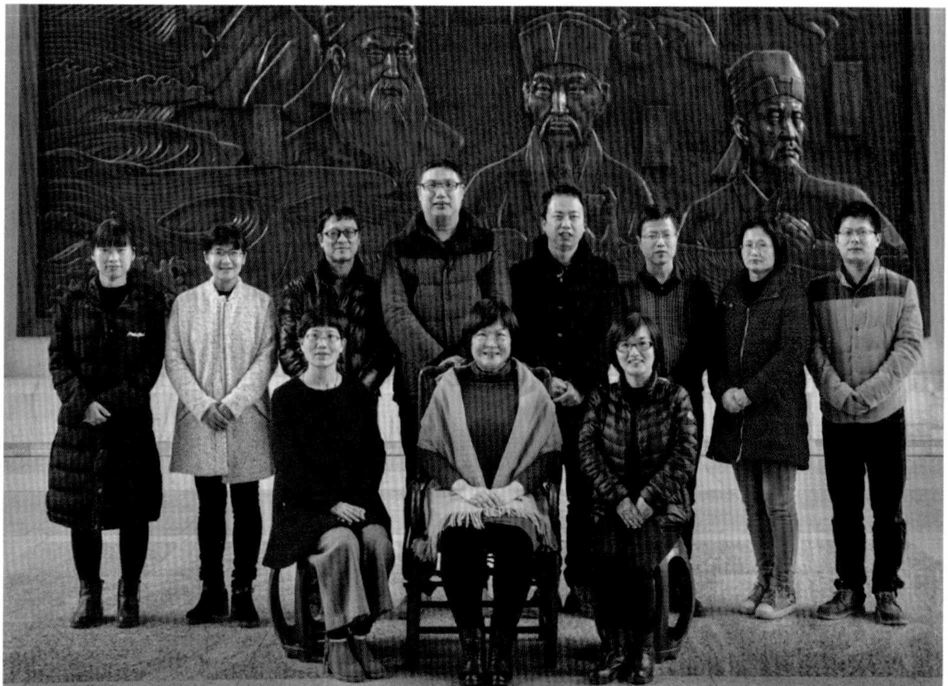

浙江省傅晓骏名老中医工作室成员合影

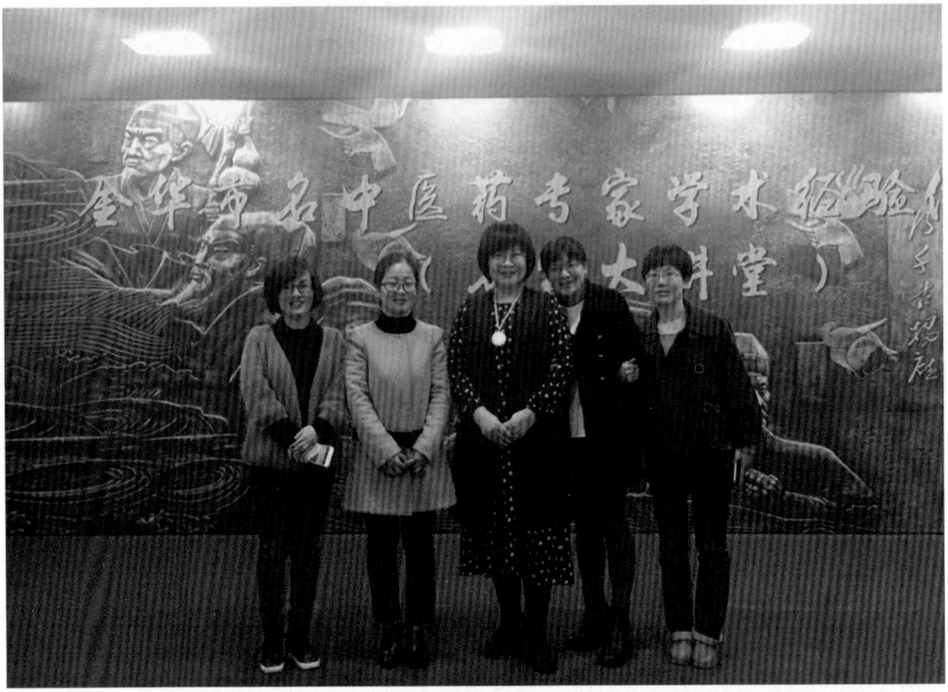

傅晓骏（中）与学术经验继承人合影

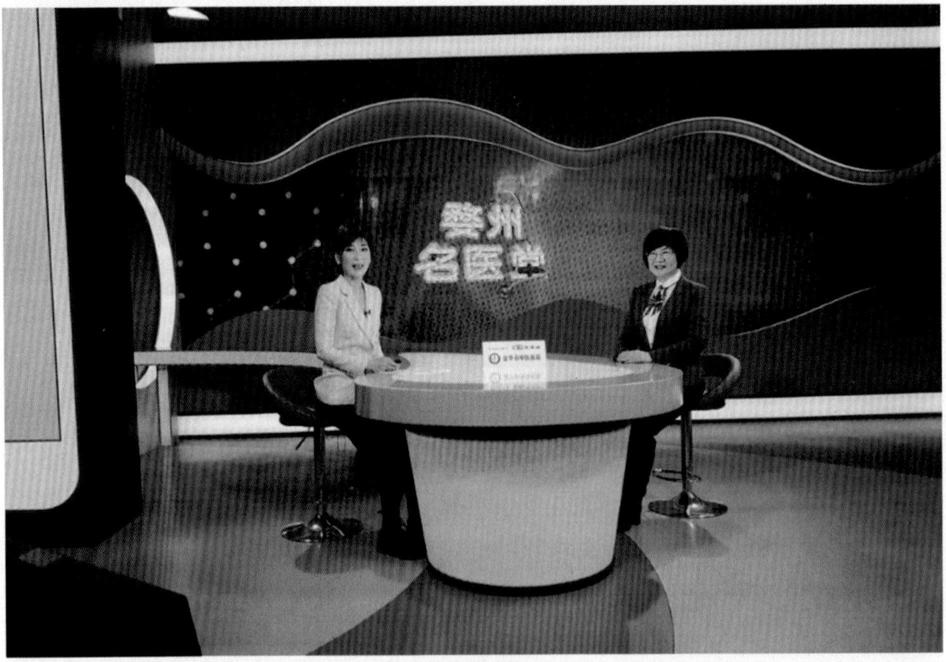

傅晓骏（右）在金华电视台婺州名医堂栏目做中医药抗疫讲座

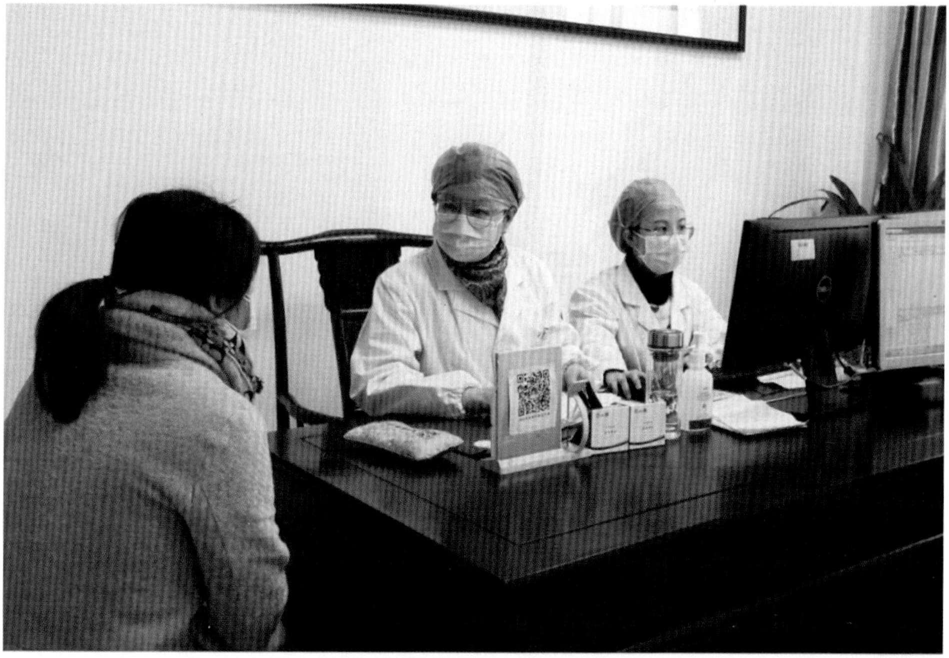

傅晓骏在新冠肺炎疫情期间进行诊疗

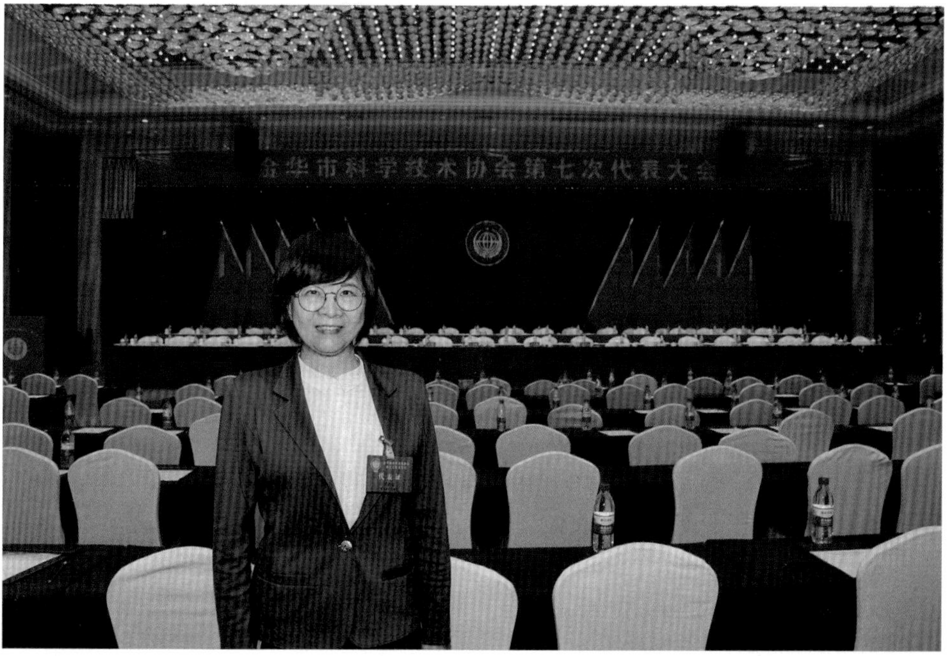

傅晓骏参加金华市科协大会

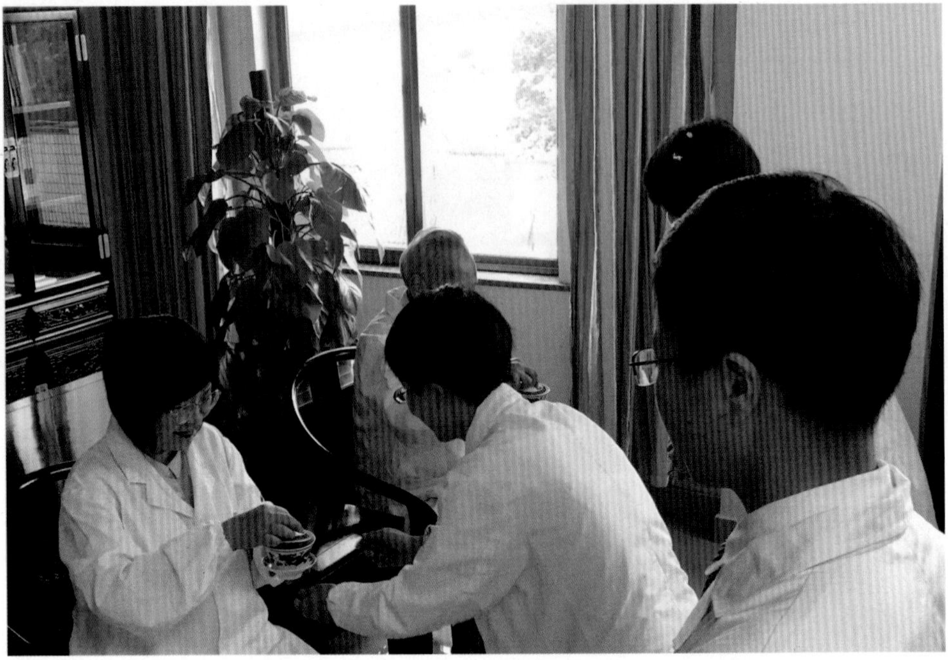

学生拜师敬茶

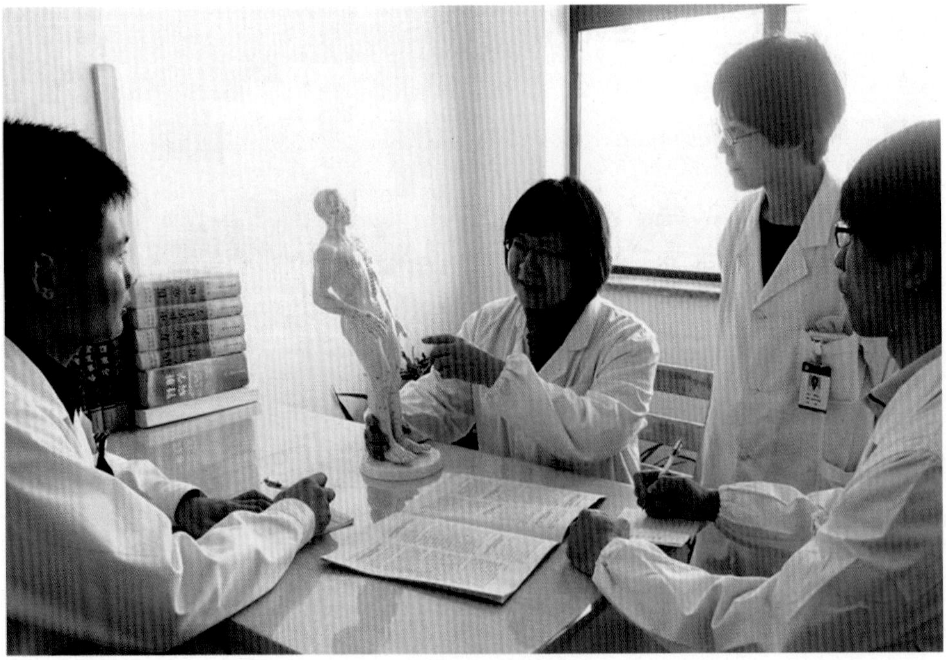

傅晓骏给学生讲课

前 言

古人云："夫药不轻服者，亦恐其方之不验耳。若有经验之方，遇相合之症，而不广其传以济之，非所以体好生之德也。"

习近平总书记指出："中医药学凝聚着深邃的哲学智慧和中华民族几千年的健康养生理念及其实践经验，是中国古代科学的瑰宝，也是打开中华文明宝库的钥匙。"中医药在数千年的发展过程中，历经各时代医家不断发展创新，他们以流派传承或著书立说的方式使各家学说传承至今，为现代中医临床奠定了坚实的基础。经验传承是中医药学得以延续发展的重要模式，而方药经验则是名老中医临床经验传承的重要载体。对名中医的方药应用经验进行收集、整理、研究，是中医传承最为行之有效的方式之一。徐灵胎说："药有个性之专长，方有合群之妙用。"方剂是中医临床防治疾病的主要工具，是理法方药的重要组成部分，是古今医家临床经验与学术思想的载体。验方是疗效显著、久经实验之方。因为方精药专，方便有效，故最易传承推广。如果方药使用得当，往往能提高临床疗效，甚至起沉疴、救危难。

傅晓骏教授为全国第六批老中医药专家学术经验继承工作指导老师，浙江省名中医，二级主任中医师，浙江中医药大学硕士研究生导师。她从医40余载，博览群书，善于思考，在探索岐黄的道路上孜孜不倦，开拓进取，在肾病、风湿痹病、内科疑难杂病、亚健康调理等诸多领域累积了大量的临床经验和验方验案。她精研《黄帝内经》《伤寒论》《丹溪心法》，通晓诸家学说，坚持"中西汇通""融西贯中"，主张兼收并蓄，融会贯通，既不囿于一家之言，也不独宗一家之法，师古而不泥古，勇于创新，提出了独到的见解，并形成独特的治疗体系。

在整理傅晓骏名中医工作室工作过程中，傅晓骏教授领衔对其临床经验方进行了挖掘梳理，形成《傅晓骏名中医验方撷菁》一书。本书筛选其中部分验方，对其组成、功效、主治、辨证思路、方解、加减进行介绍，并对方剂的类方化裁思路进行剖析。每个验方后附以验案，以方便学习者使用。

《傅晓骏名中医验方撷菁》编委会

2021年3月

自 序

一、家传师承游学

吾家为医药世家，祖上曾有两位比较有名的中医，一位是建立皇室种痘制度的清朝御医傅为格，另一位是有“金一贴”之名的傅为学，到我这，已是第二十一代。

我自小喜欢摆弄鲜花草药，曾被老家奶奶用土瓦烘焙鸡内金消除积食，用小葱根、紫苏煎汤治愈感冒而折服。母亲见我有这方面的天分，便暗下决心要将我培养成中医，继承家学。母亲特意送我到当地名中医林秀春处学习。可以说，我的中医之路与母亲的严厉管教和悉心培养是分不开的。

1976年，16岁的我刚刚高中毕业，母亲就把我带到金华中医院元老、退休名中医林秀春的家里，让我拜林秀春先生为师。林秀春尤擅儿科，也精通妇科，当时已经70多岁了。她在家中坐诊，患者直接到家里去看病。由于她医术精湛，慕名而来的患者非常多。1976~1978年，我几乎每天天一亮就要到林先生家里去学习，午饭也跟先生一起吃，一直到傍晚才回家。

《医学心悟》《医学三字经》《药性赋》《汤头歌诀》等都是先生精心安排的必背之书。那个时候，先生管教弟子常常会用戒尺进行惩戒。我与师姐总被师傅抽背提问，戒尺自然也没少挨。除了背书，先生还教我们句读，给《黄帝内经》《伤寒论》《温病条辨》《小儿药证直诀》等古典医籍断句。一根小小的火柴棍儿、一方红色印泥就成了我们师姐妹手中探索医学经典的钥匙。我们用火柴棍儿、红印泥断句后，先生会标记、批改、纠误。渐渐地，我对中医入了迷，着了魔。

儿科素称“哑科”，更有“宁治十男子，莫治一妇人；宁治十妇人，莫治一小儿”一说。可见其辨治之难。但是先生却在金华地区竖起了一块儿科的金字招牌，且远近闻名，不少外地患者也前来求医。一次，先生正在给我们讲授小儿用药，忽然听到门外有动静。一对年轻夫妇风尘仆仆、满脸紧张地抱着一个襁褓就进来了。他们焦急地说：“林大夫，我家孩子感冒发烧两天，昨夜开始抽筋了，乡里的大夫治不了，求求您救救他吧……”先生见状，赶紧上前查看患儿病情。只见孩子小脸通红，一摸有些烫手，并且咳嗽，有痰声，挂着鼻涕，满身是红色丘疹，还有清透的小水疱……林先生当下心中就有底了，稍稍劝慰年轻夫妇后，便提笔开具了一张祛风清热、解毒透疹的方子，另嘱家长以犀牛角水磨后兑服。因为患儿属危急重症，故先生仅开了一贴。她对我们说：“小儿形气未充，病易多变，所以重症患儿要多观察，随时调方，灵活变化。”次日一早，这对夫妇又来了，脸上的愁容不见了。他们对着林先生千恩万谢，直道“神医”。原来，孩子一贴药下去，高烧退了，病好了大半……先生的辨证用药风格给我留下了深刻印象，为我之后形成独特的辨证思想打下了基础。

1978年，我考上了金华市“五年制师承班”，继续学习中医。临行告别时，先生多有不舍，拿出几十册珍藏多年的中医古籍，悉数送给了我。

1978~1983年，我先后进行了两年中医理论课程的系统学习和3年跟师学习，师承丹溪学派后人、精通内妇儿的金华市中医院建院元老、金华市中医院副院长许锡珍先生。

许锡珍是民国时期江东名医郭季樵的关门弟子。据民国丁亥年重修的《汾阳郭氏宗谱》记载：郭季樵，名瑞桓，号季樵，字应圭，出生于世医之家。始祖冯氏太太婆乃明朝御医。父郭锡祉，号阿祉先，清朝名医，传至郭季樵已是丹溪学派十八代。郭季樵在拦路井（今八咏楼）元德堂步上医途。由于笃志创业，钻研医术，造诣颇深，再加普济众生，崇尚医德，世人皆称季樵仙、阿华仙。

许锡珍继承郭季樵的医德医术，德艺双馨，临证重视“养阴”，常常起手就是生地黄、女贞子、旱莲草三味药材打底，同时亦通中焦脾胃、妇科、儿科杂病。

当时许师带着我到附近乡镇进行巡回医疗，期间诊治了内、妇、儿各科病种，丰富了我的临床思维。我清楚地记得，当年巡诊时有一位妇人满脸愁苦地抱着3岁的女儿来看病，说小孩不爱吃饭，个子也长不高。只见孩子面黄肌瘦，头发干枯，精神萎靡。许师见了，告诉患儿家属，这是得了疳积，需要内外合治。他让我取来三棱针，消毒后在小女孩手上的四缝穴挑挤出少量黏液。随后开了健脾消积的处方，嘱咐家属注意喂养时不要喂得太多，要少量多次，以减轻小儿的肠胃负担。半年过后，当患儿再来时，已是面红发润。还有一个患者，听闻许师医术了得，特来求诊。他说自己得了怪病，每天吃得好，睡得香，干活的力气也很大，就是有一个问题——口干，每天要喝很多的水。许师听了他的描述，又摸了摸他的脉搏，看了看他的舌苔，给他开了一个特别的处方：粥油一碗，每日3次温服。患者非常诧异，但碍于许师大名在外，便半信半疑地回去喝了几天。后来特意来复诊，说许师的药方真灵，喝了几天之后，口干的感觉就减轻了大半。对此我疑惑不解，便向许师求教。许师微笑道：粥油也是一味药。患者气阴亏虚，粥油能益气养阴。患者家里并不富裕，不必用参汤调养，粥油简便易得，乃两全之法。许师体恤患者，医德之高，可见一斑。

一位妇女前来求治，说结婚3年流产多次，心理压力很大，特别想要一个孩子，去了许多地方治疗，都不见效，越是想要越没有，整日忧郁愁苦。家人听闻许师的大名，便让她前来求治。许师见患者面色晦暗，形体消瘦，默默不语，便宽慰说，先吃药看看吧，把身体先调养好，到了怀孕的时候自然会怀孕的。女子以肝为先天，情绪不佳有损胎元发育，于是许师开了补肾疏肝的药物。后来患者多次复诊，最后顺利怀孕产子。

许师每当诊治疾病有特殊之要时，便要求我独立思考，查阅经典古籍，且在诊间点拨提问。在许师的指导下，我很快便能将经典与临床进行联系，打下了更扎实的理论基础。1983年，师承项目结束，我获得了出师证书。之后，便留在金华中医院从事临床工作，同时继续刻苦地学习。

1986~1995年，我边工作边游学。1986~1987年我到浙江省中医院，跟随国家级名老中医李学铭先生学习。李学铭是名老中医叶熙春的关门弟子，早年致力于纯中药治疗疾病的研究，在治疗黄疸型肝炎、慢性肾盂肾炎、结核性渗出性胸膜炎、风湿病等方面有独特见解。他借鉴民间验方研制的“木合剂”治疗上消化道出血疗效显著。从20世纪70年代起，他致力于中医和中西医结合治疗肾病的研究，研制出治疗尿毒症的“启坎散”“肾衰败毒散”，治疗痛风性关节炎的“痛风洗剂”，治疗慢性肾炎的“抗凝Ⅰ号”“益肾冲剂”。受他的影响，我开始对肾脏病产生了浓厚兴趣。进修结束后，我想要提升自己的心情更加强烈和急切，于是紧接着参加了浙江中医药大学中医专业的学习及研究生班学习，使自己中医理论更加系统、扎实。

1994~1995年，怀着对肾脏疾病治疗的浓厚兴趣，我又赴上海中医药大学附属曙光医院肾内科专门进修肾脏专科。在这里，我一边充实着自己的西医理论知识，一边在科研的道路上探索前行。

二、临床行医科研

我从傅氏家传、林秀春、许锡珍、李学铭以及几次进修一路学习下来，从广到精，并结合自己的临床经验，逐渐形成了自己“中央建，四旁如”“养阴益精法”“温阳化瘀逐毒法”“祛风蠲痹通络法”等辨治方法，在治疗肾病、风湿病、内科杂病、亚健康治疗方面都取得了非常显著的疗效；同时也摸索出一些“拿手”的方剂，如“降氮汤”“肾毒宁”“四藤饮”“温脾固涩汤”“养阴益胃汤”“通痹汤（蠲痹止痛饮）”“清振汤”“复方排石汤”等。另外，在亚健康及慢性病的调理方面我也颇有体会，有妙招之膏滋剂、中药浓煎剂。同时我在临床中发现，婺州地区属亚热带季风气候，四季分明，年温适中，雨量充沛，有明显的干湿两季，这种气候易损伤脾胃，致气失濡润，而出现“胃气乃厚”的证候，为此我提出，无论在亚健康还是慢性病的调理方面都要善调脾胃，强调健脾益胃法在疾病诊治中的重要地位。根据慢性病疗程较长的特点，我与中药制剂室共同研发了个性化浓缩中药煎剂，提高了口服中药的依从性，方便了患者，起到了事半功倍的效果。

在临床中，我观察到有大量蛋白尿症状的患者，其血清游离三碘甲状腺原氨酸（FT3）、血清游离甲状腺素（FT4）指标是下降的，而且两者有一定的相关性，蛋白尿指标越高，FT3、FT4指标就越低；患者脾肾阳虚的症状越明显，蛋白尿的指标就越高。于是我就琢磨，这两者之间必定存在着某种关联，这是一个值得进一步研究的有意义的临床现象。很快，我便着手进行科研立项，从“降氮汤”到“肾毒宁”，从临床到科学研究，从中药汤剂到颗粒剂的剂型改进，从疗效分析到动物实验的完善，从细胞因子到系膜细胞培养及信号通路的相关探索，二十多年来我将“肾毒宁”方的里里外外都研究了一遍，相关课题共有8项。不仅如此，对于肾风湿病的其他疑难病，我也带领团队及学生有针对性地进行逐一研究，先后主持浙江省自然基金项目、浙江省科技厅项目、浙江省中医药科技计划项目、金华市科技局等项目31项，并参与科技部组织的国家中医药行业科研专项课题、浙江省中医药重大疾病科技创新平台科研专项课题研究，研制开发了治疗慢性肾炎、糖尿病肾病、慢性肾功能衰竭、慢性尿路感染、痛风性关节炎、风湿性疾病等多项内服及外用的院内制剂，临床证实效果良好，深受患者的欢迎。

此外，我潜心研究多年的科研课题获得了诸多奖项及成果，如获浙江省科技进步三等奖两项，浙江省中医药科技创新二等奖1项、三等奖3项，金华市科技奖二等奖两项、三等奖两项，以第一作者及通讯作者身份在各级杂志发表论文70余篇，出版专著两部，获国家发明专利两项，并在各类继续教育培训班上进行推广，成果推广到市区、乡镇及外省、市、县多家医院，取得了很好的社会效益。

三、传承带教培养

2007年，我被聘为浙江中医药大学硕士研究生导师，同年参加了第一期导师培训班，成为浙江中医药大学附属医院的硕士研究生导师，步入了科、教、研并举的轨道。

作为全国老中医药专家学术经验继承工作指导老师、金华市名中医师承指导老师，几年来，我带教了市级师承学徒4人，全国老中医药专家学术经验继承人两名，研究生15人（在校研究生14人，在职研究生1人），每周三个半天带规培生临诊10人。

对于学生的培养，我继承了老师们的风格，注重临床思维的培养。在门诊，我要求学生从患者进诊室的那一刻起开始接诊，培养学生的望、闻、问诊能力，以及识别轻重、交流处理、病史采集的能力。对于临床获取的信息，我要求学生经过归纳总结后写成病历再交予老师。老师接诊后，要审查学生三诊、病史的收集和归纳书写能力，然后再观舌察脉，结合理论，辨证分型，做出点评，启发学生思考。临床遇到典型舌脉或典型病案时，我启发学生多多体会。由于学生的中医基础水平参差不齐，我便要求他们多积累，多思考，多看经典，夯实基础。诊余之时，我经常给学生讲授经典医籍，提高学生的理论水平。

我遵循“有教无类”之古训，所授课程也欢迎其他有兴趣的学生参加。每周的名中医查房，我会结合典型病例进行中医教学查房，培养各级中医人员的中医思维，提高他们的临诊能力。

医案是提高中医临证水平的重要组成部分，我鼓励学生加强经典医案的学习，要求学生认真书写医案，交流书写心得，然后予以点评。

四、流派挖掘传播

浙江金华古称婺州，因“地处金星与婺女两星争华之处”得名。因时辖金华、兰溪、东阳、义乌、永康、武义、浦江、汤溪8个县，故称“八婺”。金华八婺地区历史悠久，文化纷呈，各种文化的演变推进对八婺中医药文化产生了深远影响，留下了相应的印记。我一直致力于八婺医学、丹溪学派的挖掘与传承工作，2012年申请获得了金华市科协重点课题“金华八婺医学溯源调研”。该课题调研结果显示，八婺医学起源于古越文化，晋以前受吴越楚南方区域文化的影响，治疗以禁咒、砭石、针刺、民间草药为主，区域特色明显，受中原文化影响较少。晋唐宋时期，伴随中原移民的到来，中原文化尤其是道教文化和儒家文化对八婺医学产生了重要影响，促进了八婺医学的快速发展，婺州中医名家、世家随之兴起，八婺医学发展步入了快车道。在调研的基础上，2014年我带领研究团队申请获得了金华市科技重点课题“婺州医学学术流派挖掘与整理”。研究成果显示，金华八婺地区（金华、兰溪、义乌、东阳、浦江、永康、武义、汤溪）有案可稽的医家共370余人，可谓名医辈出。其中供职于太医院、任医官者不乏其人，仅明代就有御医、太医院院判、吏目等医官19人，其中就有三代御医戴思恭。另外，还有医官相兼者，如明东阳人卢洪春为万历丁丑进士、太仆少卿，又精通医学。这种情况无疑提高了金华籍医家的社会地位和影响力。我还挖掘出在八婺中医学发展过程中涌现出的医药世家，据史料可查者就多达二十余家，且特色纷呈，其传承多在四代以上，不少医家历经数朝，经久不衰。历代八婺医家所著医籍有近200本（套），现存65本（套），其中元代10本，明代11本，清代3本，民国41本。这些医籍是婺州众多医家毕生经验感悟的积淀，不乏影响广泛之典籍，是八婺中医药文化的瑰宝。在一系列研究中，我带领的八婺医学研究团队首次定义了八婺（婺州）医学概念，梳理了金华八大县市中医学术流派的来龙去脉，了解了金华各县市的学术流派现状，评定了符合标准的学术流派，成立了金华市中医药文化研究所，形成了八婺医学中丹溪学派、八婺汇通学派等特色中医流派。

这些工作为整理和发扬浙中名中医的学术思想、开展婺州医学学术流派的传承和创新奠定了基础。这些研究结果也引起了政府的关注，为金华中医药文化的发展营造了良好的环境，为现代中医教育、人才培养、临床诊疗提供了新思路，并为八婺医学服务于金华中医药文化建设和健康强市建设做出了贡献。

2017年，“浙派中医”正式命名，八婺医学流派中的“丹溪学派”为“浙派中医”十大流派之首。在“浙派中医”的全省巡讲中，我积极宣传八婺中医药文化，传播“丹溪学派”和“八婺汇通学派”的魅力。

2018年11月17日，第十五届世界中医药大会暨“一带一路”中医药文化周在罗马召开，我参加了浙江省中医药学会组织的“浙派中医走出国门”活动，带着八婺中医药文化亲赴意大利罗马，在“浙派中医分会场”介绍了八婺中医药文化和丹溪学派的流传，提升了八婺医学的国际知名度，使八婺医学走出国门，走向世界！

未来的路还很长，我将一如既往，不断前行，为中医药文化的传承和光大继续奉献自己的力量。

傅晓骏

2021年4月

目录

一、清振汤

【名称】清振汤。

【组成】炒苍术10g，决明子15g，石菖蒲10g，川芎15g，全蝎粉3g。

【功效】祛风燥湿，通络醒神。

【主治】头晕头痛。

【思路来源】头痛的病因可以归为外感与内伤，病机总属不通与不荣两方面。外感六淫之无形邪气上犯清窍；或痰浊、瘀血等有形实邪痹阻经络，壅遏经气；或情志不遂，疏泄失常，阳气亢逆，上扰清窍；或气虚清阳不升；血虚头窍失养；或肾精不足，髓海空虚；或阳气不足，腠理不固，虚人外感均可导致头痛的发生。无论是有形之邪或是无形之邪导致的不通，还是气血阴阳不足导致的不荣，均有不通的一面，只是虚实之间不通的程度不同罢了。相应的治疗应以通法为主，再结合分型，辨证论治，方可显效。

实邪总以风、痰、瘀血及肝阳上扰为主，故基本组方以祛风化痰、活血祛瘀、清肝明目为基础。

清振汤之“振”字取于《伤寒论》“振振欲擗地”。意思是身体晃动，好像要摔倒的样子，头痛发作亦是如此。“振”又通“震”，震荡之意。“清”乃清除之意。本方主治头痛，故以“清振”为名。

【方解】炒苍术燥性较生苍术弱，辛香醒脾力较强，具有燥湿健脾、辟秽化浊、祛风散寒、明目的功效；主治脾胃寒湿、湿阻中焦所引起的脘痞腹胀、呕恶食少、吐泻乏力、舌苔白厚，以及风湿外感、寒湿着痹、脚气、夜盲症等。决明子味苦、甘、咸，性微寒，入肝、肾、大肠经，功能清肝明目、润肠通便，用于目赤涩痛、羞明多泪、头痛眩晕、目暗不明、大便秘结。石菖蒲化湿开胃、开窍豁痰、醒神益智、理气活血、散风祛湿，用于脘痞不饥、噤口下痢、神昏癫痫、健忘耳聋、痰厥等。川芎为血中之气药，味辛性温，入肝经，善于通达升散，上行颠顶头目，中开郁结，旁达肌腠，下调经水，具有活血行气、祛风止痛散寒等功效。全蝎息风镇痉、攻毒散结、通络止痛，可治疗各种原因引起的惊风、痉挛抽搐、疮疡肿毒、瘰疬结核、脱疽、乳房痈肿、风湿顽痹、筋脉拘挛、顽固性偏正头痛。久病必入络，全蝎作为虫类药可起到搜风通络、增强活血祛瘀之效，对于难治性头痛具有较好的效果。全方祛风燥湿，通络醒神，为治疗各种原因所致头痛头晕之基本方。

【方药加减】在清振汤的基础上，根据辨证论治加减用药，形成清振汤类方，分别为清热清振汤、益气清振汤、祛风清振汤、化痰清振汤、理气清振汤、通络清振汤、健脾清振汤、补血清振汤和胜湿清振汤。

1.清热清振汤

主治风热郁闭、上扰头目所致头晕头痛。临床上表现为头胀剧痛，甚则如裂，痛处固定，如锥如刺，面红目赤，渴喜冷饮，便秘溲黄，舌红或有瘀斑，苔黄，脉浮数或弦滑数。治以祛风清热通窍，清热清振，可配伍蝉蜕、僵蚕、蔓荆子、薄荷、藁本等。僵蚕、蝉蜕同用，取升降散之意。蝉蜕性寒，善祛风散热；僵蚕辛平气薄，轻浮升阳，既可祛外风，息内风，又可散结滞郁火。两者共用，有疏通经络、发散郁火功效。同时两者均为质地轻飘之品，可引药直达病所。僵蚕配蝉蜕，性辛可发散郁火，味寒善清热泻火，故对于风热郁闭型头痛有明显效果。

2.益气清振汤

主治气虚不荣所致头晕头痛。劳倦、七情、久病体虚、脾胃虚弱致气血生化不足，气虚不能上行头目，不荣则痛。临床表现为反复发作性头痛，头部隐痛，伴无力、眩晕，过劳之后症状更加严重。治以益气升清，益气清振。可配伍炒白术、黄芪、陈皮等益气药。气能生血，血能载气。益气升清，浊阴自降，清窍充养。

3.祛风清振汤

主治风邪外袭所致头晕头痛。若感受风邪，随后头痛，临床可伴汗出怕风，疼痛不定，舌白腻，脉浮。治以祛风散邪通窍，祛风清振，可配伍祛风药，如荆芥、防风、羌活、独活等。高颠之上，唯风可到。风药具有轻清升散的性质，易直达病所，功善疏散风邪。荆芥性温，入血分，祛风散寒之力强；防风轻扬升散，祛风作用较强，可深入肌肉筋骨，且能胜湿止痛。两药相须，可治诸身之风，并有散寒化湿之效。

4.化痰清振汤

主治风痰阻络、清阳不升所致头晕头痛。临床可见头痛昏蒙，胸脘满闷，呕恶痰涎，苔白腻，脉弦滑。治以除痰化浊通窍，化痰清振。药用半夏天麻白术汤加减，药如半夏、天麻、白术、茯苓、陈皮等。如痰湿化热，上扰清窍，用加味温胆汤，药如茯苓、陈皮、半夏、竹茹、枳实、厚朴。

5.理气清振汤

主治肝郁气滞所致的头晕头痛。精神刺激、情绪紧张常是紧张性头痛的病因，可影响机体的气机运行，导致气机失调。临床表现为情绪变化后出现头胀痛，喜叹息，胸闷、胸胁胀痛，失眠多梦，口干口苦，舌红苔薄，脉弦。治以疏肝理气，理气清振。气为血之帅，气行则血行，气郁则血阻，气血不通而生头痛。故治疗上在活血的同时，应重在调整气机运行，使其恢复正常功能。可配伍柴胡、郁金、川芎、陈皮、香附、玫瑰花等疏肝理气，调畅气机。

6.通络清振汤

主治风寒湿邪阻滞经络所致头晕头痛。风寒湿邪侵袭脉络，气血津液运行输布障碍，引起气血运行不畅，经气郁结，气血凝滞，营卫不得宣通，以致不通则痛。表现为头痛连及项背，项背强几几，周身不适感。治以舒筋活络通窍，通络清振。治疗此类证型患者可使用大剂量葛根。葛根性升散轻扬，可解外邪郁阻、经气不利、筋脉失养所致的头项背强痛。现代药理研究证实，葛根具有扩张血管、改善颈部及颅脑供血的作用。

7.健脾清振汤

主治脾虚湿浊上蒙所致头晕头痛。临床上常伴有头目昏沉、脘痞纳呆、大便溏薄、神疲乏力、舌淡胖、苔薄白、脉细弱等。治以健脾胜湿通窍，健脾清振，可加入焦山楂、陈皮、煨葛根、木香、厚朴花之属，中央健则能四旁如。焦山楂消食和胃；陈皮理气健脾；煨葛根健脾升阳止泻；木香行气止痛，和胃健脾，助消化；厚朴花气味芳香，功似厚朴而力缓，具有清香宣化、和缓养正之性，用于脾胃湿阻气滞、胸脘痞闷胀满、纳谷欠佳效果明显。

8.补血清振汤

主治气血不足、头部失养所致头晕头痛。气血为一身之根本，皆充养于头面，气虚血少则头部不得充养，导致不荣则痛。表现为头痛隐隐，时时昏晕，心悸失眠，面色少华，神疲乏力，遇劳加重，舌质淡，苔薄白，脉细弱。治以益气补血通窍，补血清振。肝主藏血，肝肾同源，肾为肝之母，益肾填精即能生血，故可配伍沙苑子、白蒺藜温补肝肾，补益精血。

9.胜湿清振汤

主治湿邪阻络所致头晕头痛。湿邪上犯颠顶，湿阻脑络，不通则痛。若湿邪困遏清阳，清阳不升，脑失所养，则不荣则痛。表现为头痛有沉重感，或如有物包裹之感，兼见胸脘满闷，呕恶痰多，发作无时，苔白腻，脉滑或濡滑。治以祛湿通络开窍，胜湿清振，可用羌活、独活。羌活善祛上部风湿，独活善祛下部风湿，两药合用，能散一身上下之风湿，通窍止痛。

【验案】

案一

杨某，女，56岁。初诊时间：2020年1月8日。

主诉：头胀痛1月余。

诊查：患者1个月前出现头部胀痛，伴头晕，目胀，心悸，感恶心，胃纳欠佳，夜寐不安，眠浅易醒，尿中多沫，大便无殊，畏寒，双下肢按之轻度凹陷，舌暗红，苔薄，脉细。既往有高血压病史，最高血压170/90mmHg。

中医诊断：头痛（痰浊上蒙）。

西医诊断：高血压2级。

辨证分析：患者素体脾肾亏虚，水湿不运，痰浊内生，外风引动，上蒙清窍，则眩晕。风痰阻滞脑络，气血不通，则头胀、头痛、目胀。痰湿中阻，影响胃之和降，遂恶心、胃纳差。风痰扰心，心失所主，故夜寐不安、眠浅易醒。脾肾亏虚，肾失封藏，精微下泄，则尿中多沫。阳气虚弱，水湿不化，则畏寒、双下肢浮肿。

治法治则：燥湿健脾，祛风止痛。

处方：清振汤加减。川芎15g，炒黄芩15g，炒蒺藜15g，石菖蒲10g，杭白菊10g，炒苍术10g，蔓荆子10g，决明子30g，煅龙骨30g（先煎），茯神30g，茯苓30g，薏苡根30g，玉米须30g，柴胡9g，鲜生姜3g，桂枝6g。7剂，水煎服，日1剂，早晚分服。

1月15日二诊：诉头胀痛较前好转，胃纳及夜寐改善，时畏寒，时畏热，双下肢浮肿消退。舌红胖裂，苔薄，脉细滑。

处方：六味地黄丸合清振汤加减。炒生地黄15g，炒山药15g，泽泻15g，山茱萸15g，川芎15g，牡丹皮6g，蜜桂枝6g，茯苓30g，薏苡根30g，桑寄生30g，决明子30g，煅龙骨30g（先煎），煅牡蛎30g（先煎），石菖蒲10g，炒僵蚕10g。7剂，水煎服，日1剂，早晚分服。

1月22日三诊：患者诉药后诸症好转，继服上方巩固。

【按语】头痛又称“首风”“脑风”，病因可分为外感与内伤两大类。外因多为六淫邪气上扰清空，内因为情志不畅、饮食不节、体虚劳倦等导致肝阳上扰，痰瘀痹阻脑络或气血亏虚，髓海不充。临床证候变化多端，或偏头痛，或全头痛，或钻痛，或胀痛，或隐痛，或剧痛，或痛无休止，或阵发性加剧，或时作时止，或痛如针刺。发作时常伴随恶心呕吐，面红目赤，躁扰不宁，或昏昏欲睡。如何辨证治疗，《内经》论头痛，以“六经”作为分类依据。张景岳亦提出：“凡诊头痛者，当先审久暂，次辨表里，盖暂痛者，必因邪气，久病者，必兼元气……”在此基础上，要根据头痛部位选用引经药物，使药物直达病所。如后头痛可用羌活、蔓荆子；前额或眉棱骨疼痛可用白芷；头之两侧痛可用柴胡、川芎。如《丹溪心法·头痛》曰：“如不愈，各加引经药，太阳川芎，阳明白芷，少阳柴胡，太阴细辛，厥阴吴茱萸。”

本案患者因脾虚不运，痰湿滋生，又伴内风扰动，夹痰上扰，阻滞清窍，清阳不升，而见头晕头痛诸症，治以清宣升散，燥湿健脾。脾健复运，清阳上升，湿浊下降，则头晕头痛自除。《素问·至真要大论》云：“诸风掉眩，皆属于肝。”可见眩晕头痛与肝关系密切，故临床可配伍平抑肝阳药。本案一诊投清振汤化痰祛风，清上止痛，加煅龙骨、茯神重镇安神；茯苓、薏苡根、玉米须健脾化湿，利水消肿；柴胡合黄芩退热除烦；桂枝温阳化气；炒蒺藜、蔓荆子助决明子、菊花平抑肝阳，明目祛风；少量生姜降逆止呕，温化寒饮。二诊头晕头痛缓解，本着治病求本原则，标候初减，故投补肝肾之阴的六味地黄丸加减，以治其本，合用桂枝甘草龙骨牡蛎汤温补心阳，安神定悸。标本兼顾，随症加减，药到病除。

案二

蔡某，女，64岁。初诊时间：2020年1月6日。

主诉：反复尿色变深12年，头痛头晕1周。

诊查：患者12年前无明显诱因下出现尿色加深，呈红茶样，伴有腰酸不适，夜尿增多、每晚1~2次，时而颜面浮肿，夜间睡眠欠佳，无畏寒、发热，至我院住院治疗。查尿常规示：蛋白（-），隐血（++），红细胞79.6/低倍视野（UL）。行左肾穿刺术，病理提示：系膜增生伴球性硬化，予以对症治疗后好转。出院后一直门诊随诊至今，服用中药及安博维、倍他乐克、复方芦丁片治疗。本次患者以头痛头晕为主要不适，头痛头晕阵作、胀痛，时而耳鸣、声音响，无视物模糊，无恶心呕吐，无视物旋转，伴上楼梯气喘，休息后好转，腰膝酸软，口干，纳眠可，小便调，大便溏，每日2次，脉细，舌体暗胖，苔薄。血压142/66mmHg。2020年1月5日尿常规：蛋白质（-），隐血（++），红细胞121.3/低倍视野（UL），14/高倍视野（HP）。

中医诊断：头痛（肝阳上亢，肾精亏虚）。

西医诊断：偏头痛；慢性肾小球肾炎。

辨证分析：患者尿血病程日久，病位在肾，久病则虚，病久耗伤肾精，肾精不足，腰府失养，故腰膝酸软，四肢无力。温化失职，水不能化，留于体内，颜面部皮肤松弛，则时而浮肿。肾为气之根，肾不纳气，则上楼梯时气喘。水不涵木，肝阳上亢，故头痛头晕、口干。总属上盛下虚之候。

治法治则：平肝潜阳，滋阴清火。

处方：清振汤加减。川芎15g，石菖蒲10g，炒苍术10g，决明子30g，全蝎粉3g（吞服），薄荷6g（后下），蒲黄炭10g（包煎），石韦15g，三七粉3g（吞服），黄芩炭15g，甘草5g，杭白菊10g。10剂，水煎服，日1剂，早晚分服。

3月9日二诊：正值春节期间且受新冠肺炎疫情影响，上述中药服完后患者未及时复诊，今至我处告知，当时服完3剂后头痛头晕症状有所缓解，10剂服完后基本痊愈。刻下患者诉神疲乏力，腰膝酸软明显，尿色偏深，胃纳、夜寐可，无口干口苦，无头晕头痛等不适。脉细滑，舌暗胖边缺齿，苔薄。

处方：炒生地黄15g，牡丹皮炭9g，蒲黄炭20g（包煎），丹参15g，绵萆薢15g，石菖蒲10g，白茅根30g，石韦10g，菟丝子15g，青风藤30g，甘草3g，防风6g，黄芪30g，黄芩炭15g，芦根30g，三七粉3g（吞服），炒白术15g。10剂，水煎服，日1剂，早晚分服。

【按语】本案患者素体肾精亏虚，水不涵木，肝阳上扰于头目，清阳受扰，而见头痛，故治以平肝潜阳，滋阴清火。《素问·五脏生成论》指出“头痛巅疾，下虚上实”。头为诸阳之会，“脑为髓海”，五脏六腑之气血皆上荣于头。头赖五脏六腑之精血濡养，而主导因素在于肝为藏血之脏，足厥阴肝经上颠入络入脑，肾主骨生髓，脑窍濡养与肝肾阴血密切相关。治病必求于本，本案治以平肝潜阳，活血通络。方中川芎活血理气止痛，且入肝胆经，能治疗各种类型的头痛，为治疗头痛之要药；决明子、杭白菊归肝经，清肝明目；石菖蒲、苍术燥湿行气；全蝎粉搜风通络；薄荷入肝经，疏散风热，清利头目；石韦、蒲黄炭清热利湿，利尿通淋；三七粉活血止血通络；黄芩炭清热止血；甘草调和诸药。诸药合用，共奏平肝潜阳、滋阴清火之功。二诊诉头痛头晕已瘥，故以治疗血尿为主，辨证施治，滋肾益气止血，以六味地黄汤加减。

案三

章某，女，36岁。初诊时间：2020年9月9日。

主诉：头痛伴颈椎不适3天。

诊查：患者3天前因吹空调后出现咽喉疼痛，头痛，伴腹泻、颈部僵硬感，无畏寒发热，无恶心呕吐，无胸闷气急等不适。现颈椎不适，牙龈浮，夜寐欠佳，不易入睡，神疲乏力，腰酸胀。舌红，苔薄白，脉浮滑细。辅助检查：暂缺。既往有胆固醇偏高病史。

中医诊断：头痛（风寒外袭）。

西医诊断：颈椎病。

辨证分析：风邪外感，首先犯肺，而咽喉为肺之门户，故咽喉疼痛、牙龈浮；外感风寒，出现邪气羁留，阻遏清阳而致头痛；风邪壅遏经气，经脉不利则项强；外感风寒之邪，脾胃虚寒，故腹泻。

治法治则：疏风散寒，通经止痛。

处方：清振汤合川芎茶调散加减。川芎15g，生葛根30g，羌活6g，防风6g，白芷9g，薄荷6g（后下），茯苓30g，茯神30g，煅龙骨30g（先煎），柴胡9g，炒苍术10g，石菖蒲10g，广藿香6g，桑寄生30g，牛膝12g，合欢皮30g，炒僵蚕12g。7剂，日1剂，水煎服，分两次早晚温服。嘱每次服药时加入一撮绿茶。

9月16日二诊：患者诉头痛已愈，无咽喉疼痛，但颈椎仍不适，大便不成形，夜寐欠佳，不易入睡，腰膝酸软明显。舌淡红胖，苔薄，脉细滑。诊断：肌痹病（肾虚络阻）。治以滋肾益精，活血通络。

处方：六味地黄汤加减。炒山药15g，酒萸肉15g，茯苓30g，泽泻15g，牡丹皮6g，炒生地黄15g，茯神30g，桂枝6g，炒黄柏10g，生葛根30g，羌活9g，牛膝15g，生甘草5g，合欢皮30g，菟丝子15g，金樱子15g，制狗脊15g，覆盆子10g。7剂，日1剂，水煎服，分两次早晚温服。

【按语】风为阳邪，其性轻扬开泄，易侵犯人体的上部（如头面）和肌表，故《素问·太阴阳明论》曰："伤于风者，上先受之。"风邪实为外感病证的先导，因而《素问·骨空论》有"风为百病之长""风者，百病之始也"之说。风邪常不独致病，易合并寒邪、湿邪、燥邪等其他外邪而致病。合并之邪易袭清窍，扰乱清阳。《普济方·头痛附论》曰："若人气血俱虚，风邪伤于阳经，入于脑中，则令人头痛也。又有手三阳之脉，受风寒伏留而不去者名厥头痛。"风寒外袭上犯清窍，或素体阳气不足，阳虚血亏，虚风上扰，致寒凝血滞而发为头痛连及项背，且呈搏动性，拘急收紧，甚则恶寒呕恶。本病常受风寒之邪或精神刺激而诱发。据此，治疗风寒型头痛当疏风散寒，活血通络止痛。川芎具有行气活血功效，又为血中之气药，上至颠顶，下达涌泉，无处不到，乃治头痛的要药，寓"治风先治血，血行风之灭"之意；羌活、白芷、薄荷、防风均可发散风寒之邪，且止痛效果好；僵蚕配祛风药，祛风搜邪，加强祛风通络之效；茶叶味苦，于疏散药中，既有佐制清降之意，又有发越清阳之妙用；茯苓、茯神、煅龙骨、合欢皮安神益智，改善睡眠；生葛根大剂量使用以疏经活络；柴胡、广藿香解表散邪；石菖蒲、炒苍术祛风化痰，且石菖蒲常用于脑系顽疾；牛膝补肝肾，强腰膝，引药下行。二诊头痛症状消失，但颈部仍不适，且腰膝酸软等肾虚症状表现明显，考虑血虚络阻，故以六味地黄汤配伍补肝肾强筋骨、疏经活络药物治疗，以期肝肾得补，气血充盈，血络得养，则经脉自利。

二、辛芷汤

【名称】辛芷汤。

【组成】辛夷9g，细辛3g，香白芷6g，川芎15g，九节菖蒲6g，蚕沙6g（包煎）。

【功效】祛邪宣肺，宣通鼻窍。

【主治】鼻鼽。

【辨证思路】鼻鼽是以突发或反复发作的鼻痒、喷嚏、流清涕、鼻塞等为特征的一种常见多发性鼻病，又称鼽嚏，相当于西医学所称的过敏性鼻炎。鼽者，鼻流清涕也。嚏者，鼻中因痒而气喷作于声也。《严氏济生方·鼻门》云："夫鼻者，肺之所主，职司清也，调适得宜，则肺脏宣畅，清窍自利。"肺开窍于鼻。肺脏宣发输布精微于鼻窍，且鼻与肺脏在生理结构上相通，临床上常可见鼻病及肺、肺病及鼻的病情传变。《医方辨难大成·中集》曰："鼻窍属肺，鼻内属脾。"肺气调和，则鼻窍通畅，且鼻的生理功能也需脾生化之精气濡养。《医学入门》曰："凡鼻涕鼽、渊鼽，久甚不愈者，非心血亏，则肾水少。"肾主纳气，为气之根，肾虚不纳，则见喷嚏频频。鼻鼽发于肺，源于脾，根于肾。病机可归为肺、脾、肾三脏亏虚，复感外邪。《诸病源候论》曰："肺气通于鼻，其脏有冷，冷随气入乘于鼻，故使津涕不能自收。"肺气亏虚，则卫外不固，外邪因虚而入，循经上犯鼻窍可见鼻痒、作嚏。《四圣心源·鼻病根原》言："肺金不清，雾气瘀浊，不能化水，则凝郁于胸膈而痰生，熏蒸于鼻窍而涕化，痰涕之作，皆由于金之不降也。"肺失宣肃，通调水道失常，聚湿成痰，上熏鼻窍，涕流不止。脾气散精，游溢精气，濡润头面官窍。脾虚水液代谢输布失常，水湿内停，湿浊上扰鼻窍，则鼻塞，鼻流清涕，病情常缠绵难愈，反复发作。鼻窍的生理功能依靠清阳的宣发濡养。脾胃为气机升降枢纽，脾主升清，胃主降浊，脾胃健运，才能使"清阳出上窍，浊阴出下窍"的功能正常发挥，保证鼻窍等头面官窍正常的生理活动。卫气源于脾胃生化的水谷精微的剽悍滑利部分，通过肺脏宣发布散于肌表。卫气者，所以温分肉，充皮肤，肥腠理，司开阖也。肺脾虚损，卫气不固，则腠理疏松，藩篱不固，无力御邪，邪袭鼻窍发为鼻鼽。肺脾气虚，气虚固摄无力，鼻窍失于约控，则见流涕不止，发为鼻鼽。肺为气之主，肾为气之根、主纳气。肾气不足则肺气亦不足、肺气虚弱，失于宣降清肃，则鼻窍不利。肾为欠，为嚏。原少阴之气在下，病则反逆于上，肾虚不纳，摄纳无权，则气浮于上，故频频作嚏。《医法圆通》云："肾络通于肺，肾阳衰而阴寒内生，不能收束津液，而清涕亦出。"肾阳不足，少阴浊气上犯，由脏腑虚损，正气不足，腠理疏松，卫表不固，风邪、寒邪或异气侵袭，寒邪束于皮毛，阳气无从泄越，故喷而上出为嚏。相应的，在治疗上应重在宣通鼻窍，再结合辨证论治，临床疗效显著。故本方以祛邪宣肺、宣通鼻窍为功。

辛芷汤以其组成君药为名，《玉楸药解》言辛夷有"泄肺降逆，利气破壅"之效。《本草汇言》言白芷"上行头目，下抵肠胃，中达肢体，遍通肌肤以至毛窍，而利泄邪气"。白芷芳香燥烈，疏风散寒，上行头目清窍，亦能燥湿升阳，外达肌肤，内提清气。二药宣通鼻窍之力专，并佐以疏风、行气、燥湿化痰之品恢复肺脏气机，以达到祛邪宣肺、宣通鼻窍之功。本方主治鼻鼽、频频作嚏、鼻塞等症，故以"辛芷"为名。

【方解】辛夷辛温，入肺、胃经。其上通于鼻，发散风寒，温中解肌，利九窍。主治风寒感冒，鼻多浊涕，不闻香臭的鼻塞、鼻渊。《本草纲目》曰："鼻为命门之窍。人之中气不足，清阳不升，则头为之倾，九窍为之不利。辛夷之辛温走气而入肺，能助胃中清阳上行通于天，所以能温中，治头面目鼻之病。"白芷味辛，性温，归胃、大肠、肺经。其芳香走窜，走气分，亦走血分，升多于降，上行头目鼻窍，阳也；性善祛风，外达肌肤，内提清气，有散风除湿、通窍止痛、消肿排脓之功；用于感冒头痛、眉棱骨痛、鼻塞、鼻渊、牙痛、白带、疮疡肿痛。细辛辛温，有小毒，归心、肺、肾经。功能解表散寒，祛风止痛，通窍，温肺化饮。主治风寒感冒、头痛、牙痛、风湿痹痛、鼻渊、肺寒咳嗽。《本草经百种录》云："细辛以气为治也。凡药香者，皆能疏散风邪。细辛气盛而味烈，其疏散之力更大。"因其气味辛香，上升宣散肺气而通鼻窍。川芎其性散走窜，入血分，又能祛一切风，调一切气，为血中之气药也，有活血祛瘀、行气开郁、祛风止痛之功。其可上行头目，下调血海，中开郁结，鼓舞营血上行头面颠顶，主治胸痹心痛、胸胁刺痛、跌仆肿痛、月经不调、经闭痛经、癥瘕腹痛、头痛、风湿痹痛。九节菖蒲有祛风除湿、消肿止痛、醒神开窍、和中之功，主治热病神昏、癫痫、气闭耳聋、多梦健忘、风湿痹痛、胸闷脘胀、痈疽疥癣。蚕沙性燥，燥能胜风祛湿，为风湿之专药，有燥湿祛风、和胃化浊、活血通经止痛之功，主要用于风湿痹痛、头风、头痛、皮肤瘙痒、腰腿冷痛、腹痛吐泻。诸药合用，共奏祛邪宣肺、宣通鼻窍之功，为治疗各种原因所致鼻鼽之基本方。

【方药加减】在辛芷汤的基础上，根据辨证论治，又可加减化裁，形成祛风辛芷汤、宣肺辛芷汤、凉血清热辛芷汤。

1.祛风辛芷汤

主治风邪外袭之鼻鼽。风者，六淫之首，百病之长也。风可分外风、内风。外风侵袭，首先犯肺。《素问·太阴阳明论》曰："伤于风者，上先受之。"风为阳邪，易袭阳位。鼻作为肺之外窍，位于上部阳位，往往最先受病。《西溪书屋夜话录言》云："凡人必先有内风而后有外风，亦有外风引动内风者。"因体质虚损，先天禀赋有异，而致伏风内潜，加之触冒外来"贼风"所犯，引动伏风，两风相合，而发为鼻鼽。临床表现为鼻塞、流涕、喷嚏频频、恶风、发热、咳嗽、咽痒、脉浮等。治以疏风祛邪，宣通鼻窍，可配伍荆芥、防风、炒僵蚕、蝉蜕等。荆芥、防风为祛风要药。两药相伍，疏散风邪之功更强。凡风邪为患，皆当荆、防并用，可外散风邪，内行气血，以收除风之效。同时，"治上焦如羽，非轻不举"，此证当选用质地轻清升浮之品，清轻善动，畅达气机，可引药直达病所。

2.宣肺辛芷汤

主治风寒客肺之鼻鼽。鼻为肺之外窍，风邪、寒邪等外邪侵袭，经由皮毛、口鼻，循经内传入肺，留驻肺脏。肺经受邪，肺气郁闭，肺主气、司呼吸、主通调水道的生理功能失常，失于宣降，致鼻窍不利。《杂病源流犀烛·鼻病源流》谓："有鼻鼽者，鼻流清涕不止，由肺经受寒而成也。"肺主一身之气，《太平圣惠方》卷三十七曰："肺气通于鼻，其脏若冷，随气乘于鼻，故使津液浊涕，不能自收也。"肺气虚则鼻塞不利，肺脏气机失调，鼻窍壅塞气机不畅。肺和则鼻能知香臭。肺气虚无力宣发布散卫气于全身肌表，腠理不密，藩篱不固，无力御邪，邪气壅滞于鼻窍而发为鼻鼽。临床常表现为鼻塞、鼻流清涕、喷嚏、咳嗽、咽痒、气喘、胸闷、畏风畏寒。治以宣肺通窍。可伍以麻黄、桂枝、杏仁、桔梗等药宣通肺气。麻黄宣肺散寒，桂枝温阳补气，麻黄与桂枝配伍，发卫分之郁，使卫郁得解，鼻塞得解。

3.凉血清热辛芷汤

主治肺经郁热之鼻鼽。清·何梦瑶《医碥》云："常流清涕名鼻鼽，肺热者。肺热则气盛，化水成清涕，其不为稠浊者，火性急速，随化随流，不及浊也。"肺热甚则出涕。金·刘完素在《素问玄机原病式·六气为病·热类》中提出："寒伤皮毛，则腠理闭密，热极怫郁，而病愈甚也。"此病的特点是常反复发作，经年不愈，邪伏肺脏，久郁化热；"热极怫郁"而见鼽、嚏、鼻窒；肺主宣发肃降，肺经郁热，宣降失司，火热蒸腾于上，邪热上犯鼻窍，而致鼻腔壅塞，涕下；欲散邪于外，故喷嚏频作不止。临床常表现为鼻痒、鼻塞、鼻流浊涕、鼻衄、心烦、口干喜饮等，治以凉血清热，宣通鼻窍，可配伍赤芍、丹参、牡丹皮、桑白皮、黄芩等。牡丹皮清热凉血作用较佳，既能清血分实热，又能治阴虚发热；赤芍能清血分实热，散瘀血留滞，二者可相须为用。

【验案】

案一

吴某，男，46岁。初诊时间：2020年3月25日。

主诉：反复喷嚏流涕3年余，再发4~5天。

诊查：患者3年前无明显诱因下出现反复打喷嚏，鼻塞流涕，气候变化、降温时常发作，未予治疗，平素畏寒，易感冒。5天前再发，鼻痒，鼻流清涕不止，喷嚏频频，舌暗红，苔薄，脉滑细。

中医诊断：鼻鼽（风邪犯肺）。

西医诊断：过敏性鼻炎。

辨证分析：患者素体肺气亏虚，卫外御邪功能减退，肺卫难以固护人体，腠理疏松，藩篱不固，风邪乘虚而入，影响肺宣发肃降的生理功能。肺失宣肃，清气不能上承濡养清窍，邪气留恋，壅滞鼻窍，鼻塞不利而喷嚏频频；"风胜则痒"，正邪交争于鼻窍，故鼻痒；津停聚鼻窍，故流涕不止；卫外不固则御邪无力，温煦失职，故平素畏寒、易感。

治法治则：祛风解表，宣肺通窍。

处方：麻桂汤合辛芷汤加减。麻黄6g，桂枝6g，荆芥6g，防风6g,杏仁10g，桔梗6g，生白芍15g，鲜生姜5g，甘草6g，炒蒺藜15g，细辛3g，白芷6g，桑叶10g，蝉蜕6g。5剂，水煎服，日1剂，早晚分服。

3月30日二诊：诉喷嚏、流涕症减，仍鼻塞，双目作痒，舌暗红，苔薄黄糙，脉滑细。

处方：辛芷汤加减。麻黄6g，桂枝6g，荆芥6g，防风6g，杏仁10g，桔梗6g，生白芍15g，鲜生姜5g，甘草6g，炒蒺藜15g，细辛3g，白芷6g，桑叶10g，蝉蜕6g，炒苍耳子10g。5剂，水煎服，日1剂，早晚分服。

4月6日三诊：患者诉药后诸症好转，再以上方巩固。

【按语】鼻鼽病位在鼻，清代陈士铎《辨证录》云："人有常流清涕，经年不愈，是肺气虚寒。"本病与肺气虚寒有密切关系。肺开窍于鼻，肺气通于鼻，肺和则鼻窍通利，能识香臭。反之，则鼻窍不通、鼻塞、失嗅。病机乃肺、脾、肾三脏亏虚，复感外邪。

本案患者反复鼻流清涕，经年不愈，平素畏寒、易感可见素体肺气虚寒，卫外不固，腠理疏松。气所虚处，邪必凑之。复外感风邪，冷随气入乘于鼻，通调水道功能失常，津液内停，湿聚鼻窍，使津涕不能自收，症见涕流不止。"风盛则痒"，鼻窍内正邪相争，则鼻痒。《脉因证治》云："鼻为肺之窍……有寒有热，寒邪伤于皮毛，气不利而壅塞。"腠理疏松，邪犯肺卫，肺失宣肃，影响肺脏气机升降，气机不利，肺之外窍鼻塞不通，故鼻塞、失嗅、喷嚏频作。一诊投以荆芥、防风，走表，散风邪。荆芥、防风为祛风圣药，祛风通用，可上清头目七窍，外散风邪，内行气血。麻黄味甘、辛，性温，为发散之主药。桂枝味辛，性热，与麻黄相须为用，共奏发汗、解表、宣肺之功。《素问·五脏别论》云："心肺有病，而鼻为之不利也。"认为鼻病与心肺有关。肺主气，属卫；心主血，属营；营卫有病，其候在鼻。卫不足者，藩篱不固，出于肤为汗，出于鼻为涕。合以桂枝汤调和营卫，失和营卫重新恢复相对平衡，营卫和则正气盛，邪不可凑。桔梗苦、辛，性平，宣而能升，号称舟楫之药，能清利咽喉，理气开胸，载药上行。杏仁苦辛而温，开而能降，故能平喘止咳，润肠通便，杏仁、桔梗一宣一降，恢复肺之宣降功能。蝉蜕、炒蒺藜疏风止痒。桑叶清轻发散，走肺络，宣肺气。二诊患者诉喷嚏、流涕症减，仍感鼻塞、双目作痒，本着治病求本原则，原方基础上添以炒苍耳子。苍耳子能上达颠顶，疏通脑户之风寒，散风寒，通利鼻窍，可治鼻渊、流涕不止、鼻塞不通，增强全方宣通鼻窍之功，以巩固疗效。三诊诸症缓解，考虑患者久病，病情缠绵，反复发作，故原方继进7剂，治病求本，方可收效。

案二

朱某，男，11岁。初诊时间：2020年8月3日。

主诉：鼻塞、喷嚏3天。

诊查：患儿1年前因生长发育迟缓，身体未见明显增高。骨龄测定正常。症见神疲乏力，鼻塞咽痒，喷嚏时作，流涕不止，大便溏稀，畏寒，胃纳欠佳，食欲不振，夜寐尚可。舌淡红胖，苔薄，脉细。

中医诊断：鼻鼽（肺脾两虚，风邪袭表）。

西医诊断：过敏性鼻炎。

辨证分析：本案患儿肺脾两虚，兼外感风寒邪气。脾虚运化无力，水液代谢失常，水湿痰饮内生，故胃纳欠佳，食欲不振，大便溏稀，舌淡胖。脾胃为水谷之海，气血生化之源，化生水谷精微，升清于头面官窍，升水谷精微于心肺，化气生血，营养全身。脾虚化生不足，濡养无力，故神疲乏力。"清气在下，则生飧泄"，故大便溏稀。肺气虚则鼻窍不利，肺宣肃失职，气机不利，故鼻塞咽痒、喷嚏频频。水湿上犯鼻窍，故流涕不止。

治法治则：补脾宣肺，祛风通窍。

处方：辛芷汤加减。蜜麻黄5g，杏仁6g，细辛2g，辛夷6g，醋五味子5g，甘草3g，白芷5g，炒苍术6g，川芎9g，酒黄芩9g，荆芥5g，防风5g，广藿香5g，炒稻芽12g，鸡内金6g，薄荷5g（后下），羌活5g，菊花7g。7剂，水煎服，日1剂，早晚分服。

8月10日二诊：药后鼻塞咽痒、喷嚏频作之症瘥，仍神疲乏力，胃纳欠佳，大便偏稀，无口干口苦。脉细，舌淡红胖，苔白厚腻。

处方：参苓白术散加减。炒生地黄10g，茯苓30g，炒山药15g，鸡内金6g，骨碎补12g，益智仁7g，石菖蒲9g，红景天7g，炒白术12g，陈皮10g，砂仁5g（后下），炒稻芽12g，黄芪15g，醋龟甲10g（先煎），薏苡仁12g，菟丝子9g，广藿香5g，川芎7g，羌活5g。10剂，水煎服，日1剂，早晚分服。

【按语】本案患儿素体脾肺两虚，兼风邪袭表，故见鼻鼽，治以补脾宣肺，祛风通窍。《景岳全书》云："凡由风寒而鼻塞者，以塞闭腠理，则经络壅塞而多鼽嚏。"说明风寒之邪是导致鼻塞、流清涕、喷嚏的外因，肺脾脏腑虚损是内因。肺脾虚损，正气不足，腠理疏松，卫表不固，风寒乘虚侵入，或先天禀赋不足，异气侵袭而致鼻鼽。《素问·痹论》云："卫者，水谷之悍气也。其气慓疾滑利，不能入于脉也。故循皮肤之中，分肉之间，熏于肓膜，散于胸腹。”脾虚则卫气防御外邪、温养脏腑皮毛功能减退，抗病能力低下，易于外感。肺脾虚损，水谷清气不足，宗气亦不足，走息道、司呼吸功能减退，而见喷嚏频频，鼻塞，不闻香臭。肺虚，宗气生成减少，而致气虚。“肺气虚则鼻塞不利”。肺开窍于鼻，肺气不足，而见鼻窍不通。呼吸失常，各脏腑升降出入运动失调，故咽痒、畏寒。《医方辨难大成·中集》曰：“鼻窍属肺，鼻内属脾。”脾虚，水液代谢枢转失职。脾虚失运，气不化水，水湿痰饮内生。肺虚无力通调水道，水湿内生，湿邪久郁于下，酵蒸雾化，弥漫上犯，即为湿浊。五官为空清之窍，易受湿浊侵犯。湿邪化浊上升，循经上犯，蒙蔽鼻窍，故鼻流清涕不止。脾肺母子相生，经络相通。肺主宣降，脾主运化，生理和病理上密切相关。“诸窍空清统于土”，故用培土生金之法，肺脾同治。一诊投以辛芷汤加减。荆芥、防风乃祛风之圣药，可祛在表风邪。麻黄长于升散，可宣通肺气，止咳定喘；杏仁降气止咳，两药伍用，一宣一降，通调肺气，恢复肺脏宣降功能。薄荷、菊花质地清轻，治上焦如羽，质轻入肺，可清利头面官窍，祛邪宣肺。五味子益气，酸能收，入肺补肺。炒稻芽、鸡内金以助脾运，消导化积。川芎、广藿香助气机运化，恢复气机升降。炒苍术、酒黄芩、羌活燥湿行气，通达上下，祛风消湿。全方固表气，实肌腠，兼疏散风邪。二诊喷嚏、鼻塞咽痒症消，仍感神疲乏力，食少纳呆，大便质稀，故投以参苓白术散补脾胃，益肺气，健脾行气利湿。《慎斋遗书》云：“补者不必正治，但补肾令脾土自湿，谓之补。补者补其母也。土之母，命门火是也。”肾阳充足是脾胃健运的动力，故伍以益智仁、菟丝子、骨碎补以充养肾中元阳，补肾强骨；鸡内金、炒稻芽助脾运，消导化积；砂仁、广藿香恢复脾胃气机，通行脾胃滞气；红景天、川芎行气活血，助气运血行。

三、疏风解表汤

【名称】疏风解表汤。

【组成】荆芥6g，防风6g，蝉蜕6g，柴胡6g。

【功效】疏风解表。

【主治】风邪所致外感类疾病。

【思路来源】在外感疾病中，风邪常为先导，风邪外感当需先解表，解表与疏风密不可分。风者，百病之始，六邪之首也，风邪侵袭人体最为迅速。风为阳邪，轻扬开泄，易袭阳位。风邪善动不居，具有轻扬、升发、向上、向外的特性，属阳邪。风善行而数变，风邪致病具有病位游移、行无定处的特征。风为百病之长，一是指风邪常兼他邪合而伤人，为外邪致病的先导；二是指风邪袭人致病最多。风邪终岁常在，故发病机会多；风邪侵入，无孔不入，表里内外均可遍及，侵害不同的脏腑组织，可发生多种病证。

解表是临床治疗外感疾病的常用治法之一。《灵枢·岁露论》提出“腠理开则邪气入，邪气入则病作”，已认识到邪从腠理而入。张仲景在《伤寒杂病论》中进一步明示，“外证未解，当先解表”，并为治疗“邪从腠理而入”的疾病提供了具体方法。荆芥、防风两药同属辛温解表药，是治疗感冒风寒表证轻症之要药；蝉蜕、柴胡疏散风热。全方为疏风解表之平剂。

疏风解表法在治疗外感病证中有着重要的地位。本方主治风邪所致的外感类疾病，故直接以“疏风解表”这一治法为名。

【方解】本方基本组成仅荆芥、防风、蝉蜕、柴胡4味药，用药精简，寓意深刻。《本草纲目》载：“荆芥入足厥阴经气分，其功长于祛风邪，散瘀血，破结气，消疮毒，盖厥阴乃风木也，主血而相火寄之，故风病、血病、疮病为要药。”荆芥味平，性温，无毒，清香气浓，归肺、肝经。防风味辛、微甘，性温，入肺经，有解表祛风、止痉、胜湿之功，主治外感风寒、周身尽痛、风寒湿痹、骨节疼痛、胃痛、胃肠炎，外用治皮肤湿疹、痈疮肿毒等。荆芥、防风配伍，取荆防败毒散之意，可增强发散风寒解表之功。正如《本草求真》所云："用防风必兼荆芥者，以其能入肌肤宣散故耳。"蝉蜕味甘、咸，性凉，入肝、肺经，为清疏肺肝风热之品，具有疏散风热、透疹止痒、退翳明目、祛风解痉之功，适用于外感风热或温病初起，症见发热、头痛、风热喉痛、声音嘶哑、麻疹初期或疹出不畅及皮肤瘙痒、风热目赤、翳膜遮睛，以及破伤风、惊痫、小儿夜啼等。柴胡入肝、胆经，既能疏泄气机之郁滞，亦能透散少阳之邪。《神农本草经》言："柴胡味苦，平。主心腹，去肠胃中结气，饮食积聚，寒热邪气，推陈致新。久服，轻身明目益精。"《黄帝内经》曰"少阳为枢"。柴胡一味药就能体现和解之法，能够祛除胃肠结气，辛凉解表，升举阳气，能入少阳经脉，疏肝行气，疏通三焦水道，具有解表、行气、清降三方面的作用。柴胡性辛凉能解表，味苦能除胃肠积气，归少阳经以清少阳热邪。全方共奏疏散风热、解表透邪之功，为治疗风邪外感的基本方。

【方药加减】在疏风解表汤的基础上，根据辨证论治进行加减，得疏风解表汤类方，为疏风散水解表汤、清热解表汤、和解疏风汤、疏风化湿汤、解表散寒汤。

1.疏风散水解表汤

主治风水水肿。本方为疏风解表汤合麻黄连翘赤小豆汤而成。麻黄连翘赤小豆汤是《伤寒论》的经典名方，原文为"伤寒瘀热在里，身必黄，麻黄连翘赤小豆汤主之"。该方有解表、散寒、利湿之功，用于风寒表邪未散、湿热蕴郁所致的黄疸及风水之水肿疗效显著。麻黄连翘赤小豆汤联合疏风解表汤治疗急性肾小球肾炎效果明显。风水多为外感风邪或水湿浸淫等引起，发病急，来势猛，眼睑先肿，继而头面，甚至遍及全身。症见小便短少，皮肤薄而光亮，兼恶寒发热，无汗，舌苔白腻，脉浮紧。治以疏风散水解表。麻黄连翘赤小豆汤解表散邪，清热除湿退黄。方中麻黄发汗解表，宣肺利水；连翘解表清热；赤小豆淡渗利水；杏仁宣肺降气。诸药合用，共奏宣肺解表、利水消肿之功。

2.清热解表汤

主治表邪入里化热，里热炽盛，表邪未解之证。临床可见憎寒壮热、头目昏眩、目赤睛痛、口苦咽干、胸膈痞闷等风热壅盛、表里俱实证。治以清热解表。可配伍防风通圣散，加薄荷、黄芩、匍伏堇之属，起上下表里分消、气血三焦同治之功。防风、麻黄解表药也，风热在皮肤者，得之由汗而泄；荆芥、薄荷清上药也，风热在颠顶者，得之由鼻而泄；大黄、芒硝通利药也，风热在肠胃者，得之由后而泄；滑石、栀子水道药也，风热在决渎者，得之由溺而泄；风淫于膈，肺胃受邪，石膏、桔梗清肺胃也；连翘、黄芩祛诸经之游火；风之为患，肝木主之，川芎、当归、赤芍和肝血也；甘草、白术和胃气而健脾。

3.和解疏风汤

治邪在半表之证。症见小柴胡汤证，“寒热往来，胸胁苦满，默默不欲饮食，心烦喜呕”等。治以和解疏风，可配伍小柴胡汤。和解者，合汗、下之法，而缓用之者也。小柴胡汤中甘草、人参、大枣补气和中；柴胡、黄芩入少阳经，清解少阳之热；柴胡辛凉，合生姜之辛温向外发散解表，合半夏降逆下气，向内祛除胃肠结气。辛散、苦降、寒温并用，使病邪从汗、从下得解。本方以柴胡为君药，小柴胡汤中诸药皆可随症加减，唯柴胡不可去。

4.疏风化湿汤

主治风湿犯脾之证。风邪易夹杂他邪，在脾虚湿盛的基础上侵犯脾胃，导致脾胃运化功能失常而致泄泻，如胃肠型感冒。治以疏风散邪，运脾祛湿。可配伍木芙蓉叶、厚朴花等，其中木芙蓉叶用量较大。

5.解表散寒汤

主治风寒表虚证。久病或体虚之人，肺气虚而卫表不固，脾气虚而失于健运。加之外感风寒，虚于内而感邪于外，故多表现为恶寒、咳嗽、流涕、鼻塞等。治以解表散寒，可配伍桂枝汤类、祛寒药等。桂枝汤出自汉代张仲景的《伤寒论·辨太阳病脉证并治》，云：“太阳中风，阳浮而阴弱……啬啬恶寒，淅淅恶风，翕翕发热，鼻鸣干呕者，桂枝汤主之。”桂枝辛温，辛能散邪，温从阳而扶卫。正如徐彬在《金匮要略论注》中所说：“桂枝汤外证得之，解肌和营卫；内证得之，化气调阴阳。”

【验案】

案一

余某，男，37岁。初诊时间：2020年6月8日。

主诉：尿蛋白阳性两年余，咳嗽3天。

诊查：两年前体检发现尿蛋白阳性，遂于金华市某医院住院治疗，诊断考虑慢性肾炎，予激素治疗有效。1年前复发，再次在该医院治疗，加用爱诺华每日两次、每次1片口服治疗，病情好转后出院。后来我处联合中药辨证治疗。

3天前受凉后出现咳嗽，痰少，咽干咽痒不适，无畏寒发热。夜寐欠佳，不易入睡，多梦易醒，盗汗，大便1~2次，口干，无口苦，双颊红，眼睑、双下肢浮肿，神疲乏力。2020年6月7日在我院检测：白细胞10.23×10^9/L，淋巴细胞17.5%，中性粒细胞7.43×10^9/L，单核细胞0.98×10^9/L，嗜酸性粒细胞00.01×10^9/L，总胆红素23.5μmol/L，谷草转氨酶9U/L，总蛋白63.8g/L，视黄醇结合蛋白74mg/L，总胆固醇6.4mmol/L，甘油三酯2.87mmol/L，低密度脂蛋白胆固醇3.81mmol/L，尿肌酐3013mg/dL，餐后2小时血糖4.3mmol/L。舌红，苔薄，脉细滑。

中医诊断：感冒（外寒内热）。

西医诊断：上呼吸道感染；慢性肾小球肾炎。

辨证分析：患者受凉后咳嗽，属外感风邪犯肺，肺气壅遏，肺失宣降，津液凝滞，故咳嗽。因未及时治疗，风寒之邪入里化热，形成表寒未解、内有郁热之势。邪热蕴结在里，兼有湿邪，故口干咽干，神疲乏力；热灼营阴，阴虚则热，迫汗外泄，故盗汗；邪气扰心，心失所主，故夜寐不安，多梦易醒；风水相搏，肺失通调，故眼睑、双下肢浮肿。

治法治则：疏风散水解表。

处方：疏风散水解表汤加减。麻黄6g，连翘15g，赤小豆30g，芦根30g，白茅根30g，厚朴花9g，木芙蓉叶15g，桔梗6g，酒黄芩15g，鲜生姜5g，甘草5g，荆芥6g，防风6g，匍伏堇15g，蝉蜕6g。7剂。水煎服，日1剂，早晚分服。

6月15日二诊：药后咳嗽基本消失，咽干口渴较明显，面部潮红。舌红，苔薄，脉细。

处方：沙参麦冬汤加减。南沙参10g，北沙参10g，麦冬10g，玉竹9g，桑叶10g，天花粉12g，甘草5g，醋五味子6g，细辛3g，蝉蜕6g，荆芥6g，防风6g。7剂，水煎服，日1剂，早晚分服。

6月22日三诊：感冒已愈，小便夹沫，神疲乏力，不易入睡。舌淡红，苔薄白，脉细。治以益气健脾，活血化瘀。

处方："蛋白尿方"加减。黄芪30g，鬼箭羽20g，积雪草15g，炒白术15g，薏苡根30g，匍伏堇15g，防风5g，徐长卿20g，僵蚕12g，蝉蜕6g，茯神30g，丹参15g，合欢皮30g，首乌藤30g。7剂，水煎服，日1剂，早晚分服。

【按语】患者既往有慢性肾炎病史两年，素体亏虚。《内经》云："邪之所凑，其气必虚。"气虚是一切疾病发生之根本。慢性肾炎患者发病之际都会有形体疲乏、身体倦怠、语言低微、少言等一派中焦气虚之象，不仅心脾气虚，常兼五脏皆虚之象。卫表不固，人身之藩篱疏松，外风夹其他邪气或皮肤疮疡之毒乘虚侵于皮毛、肌腠、头面、咽喉等部，入里传于肾或直中于肾。风邪为百病之长，且贯穿于肾病发生发展的始终，是病程中的重要因素。外在风邪可入肾，形成肾风，故患者不仅有咽痛、鼻塞等外感风邪的表现，亦可见眼睑、双下肢浮肿等。《金匮要略》云："诸有水者……腰以上肿，当发汗。"本案患者属风寒之邪入里化热，形成表寒未解、内有郁热之势，故治拟疏风散水解表，方用疏风散水解表汤。方中赤小豆有解毒排脓、消除水肿、降压降脂之效，连翘有透肌解表、清热逐风之功，且均可托毒外出，为治疗风毒之邪的要药。麻黄能"宣泄气机"，祛除在表风邪。防风主升主散，《本草正义》云："用其气平散风……随诸经之药，各经皆至。"荆芥解表散寒，透疹疗疮，与防风配伍以祛风。厚朴花行气化湿；木芙蓉叶凉血解毒，消肿止痛。二者相伍为常见药对，用于风热或风热夹湿感冒引起的发热头痛、咽痛、肢体酸痛、鼻塞。黄芩清泄邪热；鲜生姜和胃；桔梗清利咽喉；芦根清热生津；白茅根清热利尿，清肺胃热；蝉蜕搜风通络；匍伏堇减少尿蛋白。患者服用7剂后，咳嗽症状基本消失，然咽干口渴症状较明显，面部潮红，舌红，苔薄，脉细。此乃外邪已祛，阴伤较为明显，病位在上。故治以清养肺胃，生津润燥，方用沙参麦冬汤。三诊时感冒已愈，故以治疗尿浊为要，根据辨证予以协定方"蛋白尿方"加减治之。

案二

龙某，女，70岁。初诊时间：2020年1月6日。

主诉：反复咳嗽两个月，加重1周。

诊查：患者两个月前受凉后出现咳嗽，反复发作。1周前受凉后又出现咳嗽咳痰，呈阵发性，夜间咳剧，咳痰少、色白、可咳出，鼻痒，音哑，喷嚏频发，头痛，前眉处疼痛，腰痛，左胁肋部疼痛，无畏寒发热等，夜寐一般，胃纳可，二便调。舌红，苔薄白，脉弦数。患者未服任何药物。

中医诊断：咳嗽（少阳证）。

西医诊断：上呼吸道感染。

辨证分析：患者发病前有受凉史，为太阳先受邪。考虑年龄较大，正气亏虚，邪气乘虚而入，正气不能驱邪于外，邪气不能直达入里，正邪相争，日久未愈，病邪由太阳传入少阳。阵发性咳嗽为主要症状，伴咽痛咽痒，咳引左胁肋部疼痛，结合舌苔、脉象，考虑为少阳咳嗽。

治法治则：和解疏风。

处方：柴胡15g，姜半夏10g，炒黄芩10g，党参15g，蝉蜕6g，荆芥9g，防风6g，白鲜皮15g，桔梗6g，苦杏仁10g，赤芍20g。7剂，日1剂，水煎服，分两次温服。

1月13日二诊：药后咳嗽好转，夜间无咳嗽，喉中有痰、黏腻，头胀痛，脊背瘙痒，左眼分泌物转多，偶尔腹胀，食后明显，余无殊，纳可，夜寐安，醒后可以入睡，二便调，外阴瘙痒，后脑勺疼痛，血压122/70mmHg。舌暗，苔薄糙，脉细。效不更方。上方加羌活6g，甘草5g，继服7剂。

后因春节及新冠肺炎疫情患者未再诊。3月9日因尿频尿急来诊，述二诊服药后效佳，痰量减少，且较易咳出，之后咳嗽愈。

【按语】少阳咳嗽之病邪在半表半里。邪气不能长驱直入，正气也不能立即驱邪于外，正邪纷争，相持不下。如单一发汗解表，则易损伤正气。正气亏虚，外邪乘虚深入，使疾病迁延不愈。如补气扶正则助邪，正如《石室秘录》所云："人病久咳不已，无不以为邪之聚也。日日用发散之剂而不效者何？气散故矣。气散矣，而仍用散药，无怪乎经月而不效也。"治疗少阳咳嗽禁汗下吐，当用八法之中的"和"法，"和解少阳"为主要治疗原则，代表方剂为小柴胡汤。经云"有柴胡证，但见一证便是，不必悉具"。故"调畅三焦、疏肝宣肺"为重要治法。少阳主枢，调畅一身气之升降出入。邪犯少阳，则少阳枢机不利，肝肺两脏易受枢机影响。肝升肺降则人体气机升降有序。方选和解疏风汤加减。方中柴胡、黄芩既能清解少阳经腑之邪热，又能疏利肝胆气机，为和解少阳之主药。另外，柴胡主升，姜半夏主降，一升一降，可疏利三焦之气机。再配合桔梗、杏仁宣肺化痰，痰化则气机畅，气机顺则肺之宣发肃降正常。肺气难以上逆，则咳嗽自止。

案三

叶某，女，36岁。初诊时间：2020年4月1日。

主诉：头晕头痛伴双下肢浮肿3天。

诊查：患者3天前外出游玩后出现头晕头痛，夜寐欠佳，大便正常，双下肢轻度浮肿，无口干口苦，胃纳一般。舌红，苔薄黄，脉浮。既往有慢性肾炎病史。2007年（怀孕3个月）孕检尿常规：蛋白（+），隐血不详，无腰痛，无浮肿，无尿泡沫增多，未予重视及专科就诊。2008年于金华市某医院住院，查24小时尿蛋白定量升高（具体不详），诊断为慢性肾炎，予百令胶囊及复方肾炎片口服，好转出院。出院时复查尿蛋白阴性，之后一直在该院门诊随诊，每半年尿检1次，尿蛋白在（-~+++）波动。2011年到我院随诊，一直服用中药治疗，多次复查肾功能、血白蛋白均在正常范围。2020年3月17日在我院辅助检查：24小时尿蛋白定量184.5mg/24h，尿常规：隐血（++），尿肌酐3340μmol/L。

中医诊断：感冒（风热侵袭）。

西医诊断：上呼吸道感染；慢性肾小球肾炎。

辨证分析：患者外出后出现头晕头痛伴双下肢浮肿，考虑外感风热，上扰清窍，发为头痛。

治法治则：清热解表。

处方：清热解表汤加减。荆芥6g，防风6g，炒僵蚕12g，川芎15g，细辛3g，白芷6g，炒苍术10g，薄荷6g（后下），黄芩15g，石菖蒲10g，决明子30g，茯神30g，葛根30g。7剂，日1剂，水煎服，分两次温服。

4月13日二诊：患者诉头晕头痛减轻，故继续上方治疗1周。

4月29日三诊：头晕头痛症状消失，感神疲乏力，傍晚双下肢仍轻度浮肿，小便有泡沫，舌暗，苔薄，脉细。治以健脾补肾。

处方："蛋白尿方"加减。黄芪30g，鬼箭羽20g，积雪草15g，炒白术15g，葛根30g，匍伏堇15g，防风5g，徐长卿20g，蝉蜕6g，炒僵蚕12g，车前草30g，白茅根30g。7剂，日1剂，水煎服，分两次温服。

【按语】外感头痛责之风、寒、湿、热等邪。《医宗必读》曰："因风痛者，抽掣恶风；因热痛者，烦心恶热；因湿痛者，头痛而天阴转甚……因寒痛者，绌急而恶寒战栗。"风为阳邪，轻扬开泄，易袭阳位。风邪善动不居，善行而数变。风邪虽能单独致病，但因其性开泄，凡寒、湿、燥、热诸邪常依附于风而侵犯人体。如《临证指南医案》说："六气之中，惟风能全兼五气，如兼寒则曰风寒，兼暑则曰暑风，兼湿曰风湿，兼燥曰风燥，兼火曰风火。盖因风能鼓荡此五气而伤人，其余五气，则不能相互全兼。"外感头痛常以风邪为胜，或风邪兼夹寒、湿、热等邪为患，故治疗重在祛风邪。风热头痛以头痛伴发热、舌红、苔薄黄、脉浮数为辨证要点，是外感热病的主要症状。风寒外束，枢机不利，化热入络，阳明郁热而致头痛，治疗以疏风清热为主，且应重视祛风药的使用，方用清热解表汤。在此基础上配伍薄荷、黄芩、石菖蒲疏散风热。薄荷常用于风热感冒，风温初起，症见头痛、喉痹、口疮、风疹，是一味临床常用的辛凉解表药；黄芩善清上焦之热，用于治疗少阳头痛和太阳头痛；细辛、白芷、川芎引经入药；茯神可改善睡眠。二诊时头痛症状减轻，故效不更方。三诊时头痛症状基本消失，急则治其标，缓则治其本。此时以治疗蛋白尿为主，根据辨证选用既定方“蛋白尿方”加减。

四、宣肺止咳汤

【名称】宣肺止咳汤。

【组成】蜜麻黄9g，杏仁10g，甘草3g，半夏10g，五味子6g，细辛3g，炒黄芩15g，赤芍15g。

【功效】宣肺止咳化痰。

【主治】外邪侵袭、肺失宣肃、痰液壅滞等所致的咳嗽咳痰等。

【思路来源】所谓咳嗽，有声无痰为咳，有痰无声为嗽，有痰有声为咳嗽。其因肺气不清、失于宣肃、上逆作声而引起。咳嗽、咳痰是本方的主要症状，病因病机常与外感六淫邪气和内伤之饮食伤脾、痰湿停肺、肝火上犯等密切相关。《河间六书·咳嗽论》谓“寒、暑、燥、湿、风、火六气，皆令人咳嗽”，故有六淫外感之说。《黄帝内经》亦有“脾为生痰之源，肺为贮痰之器”之说，以及痰浊内蕴之论。尽管《黄帝内经》云“五脏六腑皆令人咳，非独肺也”，但宣肺止咳乃治疗咳嗽之根本大法。《医学入门·咳嗽》云：“新咳有痰者外感，随时解散；无痰者便是火热，只宜清之。久咳有痰者燥脾化痰，无痰者清金降火。盖外感久则郁热，内伤久则火炎，俱宜开郁润燥。苟不治本而浪用兜铃、粟壳涩剂，反致缠绵。”依此之论，作为诊治咳嗽的组方原则，较少使用敛肺止咳之品，而是宣肺理气。肺气清，宣发肃降有序，则咳嗽自止。在组方辨治过程中，尤应注重用药之精巧，如半夏，炮制不同则效用存在明显差别，法半夏、姜半夏、竹沥半夏三者就有极其精妙的不同。法半夏长于温胃，姜半夏走中焦以健脾化湿为主，竹沥半夏偏于化痰，临证中根据不同需求选而用之，常能效如桴鼓。

【方解】蜜麻黄味辛、甘，性温，宣肺解表而平喘；杏仁味苦、微辛、甘，性温，有小毒，入肺、大肠经，可降气止咳平喘，润肠通便。两药共为君药，既有宣肺发散风寒之能，复有下气除喘之力，缘因辛则散邪，苦则下气，共奏宣降肺气之功。细辛、炒黄芩、半夏皆为臣药，细辛温肺化饮，助麻黄解表祛邪；炒黄芩专行肺经，清泄肺热；半夏下气燥湿化痰，助杏仁止咳之用。佐以五味子敛肺止咳、赤芍活血凉血，二药与辛散之品相配，一散一收，既可增强止咳平喘之功，又可制约诸药辛散温燥太过之弊。炙甘草兼为使药，既可益气和中，又能调和诸药。

【方药加减】痰浊壅滞，可与三子养亲汤、温胆汤、涤痰汤或清气化痰汤化裁为合方，增强宣肺化痰之功；痰热可用石膏、竹茹、丝瓜络、浙贝母；寒痰可用芥子、苏子、威灵仙等；若见痰浊扰心窍，心神不宁可加远志、石菖蒲、郁金；若肝火犯肺，可加青黛、龙胆草、黄芩、生地黄、牡丹皮、青蛤散，或龙胆泻肝汤合方，并去麻黄、细辛；若兼上焦郁热，痰少难咳，则取上焦宣痹汤之意，改麻黄、细辛为枇杷叶、射干、栀子、淡豆豉、郁金；若为风邪袭肺，正气不足，邪气久恋不解，可加荆芥、防风、前胡、柴胡等疏风止咳；咳嗽不解，邪入少阳者，可合小柴胡汤；风邪侵咽，咳嗽反复不解，可加止嗽散化裁。

在宣肺止咳方的基础上，根据辨证论治，又可进一步化裁为宣肺止咳方类方，如疏风宣肺止咳汤、清热宣肺止咳汤、安神宣肺止咳汤、温肺纳气止咳汤等。

1.疏风宣肺止咳汤

荆芥10g，防风6g，羌活10g，杏仁10g，甘草3g，姜半夏10g，五味子6g，细辛3g，炒黄芩15g，赤芍15g，威灵仙15g，蜈蚣2条。主治外感咳嗽，症见咳而咽痒、咳痰不爽，或微有恶风发热、舌苔薄白、脉浮缓。多因外感风邪引起肺卫失固，肺气不清，肺失宣降，诱发咳嗽、咳痰等属表邪未尽、肺气失宣者。治以辛温解表，宣肺疏风，止咳化痰。本方为宣肺止咳方去麻黄，配伍荆芥、防风、羌活等，取疏风解表之功。若咳嗽剧烈，久咳不已，用蜈蚣两条，去头足，研粉冲服，或后入汤水煎，取息风走窜、解痉镇咳之功，配伍威灵仙可增强疗效。威灵仙味辛、咸，性温，具有祛风湿、通经络、消骨鲠之功。《药品化义》云："灵仙性猛急，盖走而不守，宣通十二经络。"《本草经疏》谓："威灵仙主诸风，而为风药之宣导善走者也。"威灵仙善走十二经脉，又能祛风，消痰水，可助诸药入肺经，宣肺气，温肺化痰而止咳，故用于外感风邪咳嗽有很好的疗效。

2.清热宣肺止咳汤

蜜麻黄9g，杏仁10g，甘草3g，竹沥半夏10g，五味子6g，石膏30g（先煎），炒黄芩15g，赤芍15g，白花蛇舌草30g。主治肺热咳嗽，症见反复咳嗽、咳黄痰，伴口干、咽痛、便秘、尿赤、身热或伴喘息等症，舌质红，苔薄黄或黄腻，少津。病因多为外感风热或暑热之邪导致肺内郁热、肺气失宣。治以清泻肺火，宣肺平喘，化痰止咳。本方在宣肺止咳方的基础上加重石膏、白花蛇舌草的用量，去细辛，以清泄肺热，解毒利尿。若见痰热，可加竹茹、浙贝母、前胡疏散风热，清化痰热；便秘者，可加全瓜蒌、桃仁活血润肠通便；若见咽痛、咽痒、痰滞咽喉，可用桔梗、玄参、天竺黄、西青果解毒利咽，滋阴降火。

3.安神宣肺止咳汤

栀子9g，淡豆豉10g，枇杷叶15g，射干6g，百合15g，生地黄15g，甘草3g，五味子6g，炒黄芩15g，赤芍15g。主治阴虚或痰热咳嗽伴失眠者。此类患者常因病邪迁延，咳嗽日久而心肺阴虚，虚火上扰心神，导致睡眠不安，或者痰热扰神而致失眠。本方以宣肺止咳方为基础，前者可养阴润肺安神，加用百合生地汤；后者用温胆汤清化痰热，以安心神。两者皆以栀子、淡豆豉、枇杷叶、射干代麻黄宣肺，前药运用取上焦宣痹汤之意，并兼清郁热。其中栀子、淡豆豉取《伤寒论》栀子豉汤之意，主治伤寒发汗、吐下后，虚烦不得眠，心中懊侬之症。上焦宣痹汤见于吴鞠通的《温病条辨》上焦篇，由郁金、通草、射干、淡豆豉、枇杷叶5味组成，其制方取治上焦如羽之法则，药味清淡轻宣，功能轻宣肺郁，理气化湿，兼以除烦安神，较麻黄自身所致人兴奋难寐更适合用于安神止咳当中。

4.温肺纳气止咳汤

黄芪30g，白术15g，防风6g，甘草3g，法半夏10g，五味子6g，细辛3g，补骨脂15g，附片9g（先煎），肉桂5g。主治因久病或年老咳嗽兼见肺肾不足者。症见汗出恶风、面色青白、腰膝酸软、畏寒、手足冷、咳痰清稀、舌淡、苔薄白、脉浮虚等，多因肺肾阳虚、肺阳不足致卫阳不固，肺气虚，肾阳虚，精不化气而致肾气虚，肾不纳气则喘息、吸多呼少。补肺可玉屏风结合黄芪、白术、防风；补肾可加补骨脂、核桃仁、磁石、附片、蛤蚧、肉桂等温肾纳气平喘。此外，可联用金匮肾气丸，改桂枝为肉桂，加沉香、黄芪、当归、淫羊藿等，以温补肺肾，纳气平喘止咳。

【验案】

案一

周某，女，45岁。初诊时间：2020年1月13日。

主诉：反复咳嗽1周。

诊查：咳嗽咳痰，咳嗽少，痰多质黏、色黄，流黄浊涕，月经已至两日，无明显腹痛，泡沫尿，咽痛，纳眠可，小便调，大便每日两次，舌暗，苔白微黄腻，脉细。1月13日肺部CT：右肺上叶微小结节，增殖灶，建议复查。

中医诊断：咳嗽（肺热咳嗽，痰瘀互结）。

西医诊断：上呼吸道感染；慢性肾小球肾炎；右肺上叶结节。

辨证分析：肺内郁热，肺气失宣，故咳嗽咳痰，咳嗽少，痰多质黏、色黄，流黄浊涕。

治法治则：宣肺泄热，止咳化痰。

处方：蜜麻黄9g，杏仁10g，生石膏15g（先煎），甘草3g，桔梗6g，五味子6g，细辛3g，炒黄芩15g，蜈蚣两条，赤芍15g，蜜紫菀15g，白前10g，陈皮15g，皂角刺10g，威灵仙15g，前胡10g，百部10g，荆芥6g。7剂，日1剂，水煎，早晚分服。

1月20日二诊：药后咳嗽减轻，轻微咽痒，牙龈肿，泡沫尿，鼻流清涕，脾气急躁，纳眠可，大便干结，舌暗胖，苔薄腻，脉细。

处方：桑叶10g，杏仁10g，蜜麻黄9g，五味子9g，细辛3g，百部10g，桔梗6g，前胡10g，白前10g，蜜紫菀15g，赤芍20g，生姜3g，炒黄芩15g，荆芥6g，威灵仙15g，胖大海6g，皂角刺10g，金荞麦15g，甘草6g。7剂，日1剂，水煎，早晚分服。

药后咳嗽好转，无鼻塞流涕，无咽痒、牙龈肿，大便畅通，无明显不适。

【按语】肺热咳嗽是因各种原因导致肺内郁热，肺气失宣，出现以咳嗽为主的一种证候，临床主要表现为咳嗽、咳黄痰或白黏痰，可伴口干、咽痛、便秘、尿赤、身热或喘息等，舌红，苔薄黄或黄腻、少津，脉滑数或细数。本案用药以宣肺止咳汤加石膏，取麻杏石甘汤辛凉宣泄、清肺平喘之功，增强活血散瘀、清肺化痰之用。方中黄芩燥湿，清泄肺热；紫菀、百部润肺下气化痰；赤芍活血散瘀，畅通心肺血脉；五味子补肺气，宁心神，制麻黄辛散太过耗散肺气，扰动心神；细辛温肺化饮，既可助麻黄、石膏解表祛邪，又可制约石膏辛凉太过，还能宣通鼻窍；皂角刺、威灵仙消散痰水瘀结；荆芥、前胡走表，疏风散热；蜈蚣镇痉止咳；陈皮理气健脾胃。二诊时咳嗽明显好转，仍轻微咽痒，故去蜈蚣，加胖大海清利咽喉，石膏改桑叶以养阴润肺。药后咳嗽明显好转。

案二

陈某，女，72岁。初诊时间：2016年1月20日。

主诉：反复咳嗽咳痰10余年，再发1周。

诊查：15年前因感受风寒后出现喘息，张口抬肩，喉中有水鸣声，不得卧，咳嗽，咳痰，双肺布满哮鸣音。后诊断为哮喘发作期。经解痉平喘和激素、抗生素等治疗后，症状减轻。如此反复发作10余年。1周前，因感风寒后哮喘复发，再经以上方法治疗，症状稍缓解，为寻求进一步治疗来门诊求治，现喘促，乏力，活动后加重，伴咳嗽、咳痰，易感冒，舌青紫，苔白，脉沉滑。

中医诊断：哮病缓解期（痰瘀互阻）。

西医诊断：喘息型支气管炎。

辨证分析：患者1周来感风寒外邪，诱动伏痰而出现咳嗽咳痰，胸闷气促，此乃肺气失宣、痰瘀互阻所致。

治法治则：宣肺理气，活血化痰，温肾纳气。

处方：宣肺止咳汤加减。蜜麻黄7g，杏仁10g，桔梗6g，白前10g，五味子6g，细辛3g，蜈蚣2条，皂角刺10g，党参15g，枇杷叶9g，蜜紫菀15g，炒黄芩15g，甘草5g，款冬花6g，肉桂5g（后下）。7剂。

1月27日二诊：咳嗽咳痰较前改善，胸闷气短较前缓解，纳眠一般，大便难解，小便清长，腰膝酸软，畏寒，舌暗胖薄腻，舌下络脉瘀青，脉沉细。

处方：宣肺止咳汤加减。蜜麻黄9g，麻黄根15g，五味子9g，细辛3g，百部10g，桔梗6g，黄芪30g，炒白术15g，蜜紫菀15g，淫羊藿15g，生姜3g，防风6g，鬼箭羽15g，肉桂10g，蛤蚧1对（研粉吞服），炙甘草6g。14剂，日1剂，水煎，早晚分服。

2月3日三诊：药后诸症缓解，偶尔咳嗽咳痰，痰少质黏、难咳，有痰滞咽喉感，胃纳可，二便无数。

处方：荆芥12g，五味子9g，细辛3g，百部10g，桔梗6g，黄芪30g，炒白术15g，蜜紫菀15g，淫羊藿15g，生姜5g，防风6g，鬼箭羽15g，肉桂5g，菟丝子15g，炙甘草6g，山药30g。7剂，日1剂，水煎，早晚分服。

后随访，上述诸症明显改善。

【按语】支气管哮喘中医学又名“哮病”，是一种慢性、反复发作的呼吸道变态反应痉挛性病变。其基本病机以伏痰为患，易受外邪激惹发作，常分标本先后。急则治标，缓则治本。治标则宣肺散邪，化痰定喘；治本则补肺健脾，纳气平喘是为法度。本案治疗以宣肺理气化痰、降气平喘为主。由于哮喘久发，气阴日伤，肺肾俱衰，故缓解期以正虚为主，治疗以培补元气为要。又因肺为贮痰之器为标，脾肾为生痰之本，皆因脾主湿，湿聚为痰。然肾主水，水泛亦为痰。此外，肾主闭藏，统摄下焦之气，摄纳呼吸之气，使之息息归根，为纳气之根。若肾之精气不足，摄纳无权，则气浮于上而发为喘。此患者因1周前偶感风寒致哮喘复发，虽经解痉平喘和抗感染等法治疗后症状稍有缓解，但仍喘促，乏力，活动后加重，伴咳嗽、咳痰、易感冒之症。故治以补益肺肾、纳气定喘为主，佐以活血健脾化痰。方用宣肺止咳汤加减，加活血化痰、祛邪利气之品，急则治标。二诊咳嗽好转，邪气稍减，正气偏虚，故以扶正固本为主，加敛肺补气、健脾纳肾之品，以安脾肾先后天之本，培中土而充五脏，用大剂量黄芪、炒白术补脾气，肉桂、菟丝子、蛤蚧、淫羊藿温肾纳气，五味子养肺气。三诊正气稍复，但仍留有余邪，故扶正兼以祛邪，邪气不盛以荆芥、防风风药之润剂清疏而代麻黄，配以山药润泽脾阴，使药性柔和。经过调理，病情得以好转。

案三

李某，男，65岁。初诊时间：2001年3月11日。

主诉：反复咳嗽咳痰10年，加重1年。

患者既往有30余年嗜烟酒史，每日吸烟多则两包少则1包，每日饮白酒1两。10余年前开始出现咳嗽咳痰、胸闷气喘，并于每年春冬季及气候变化时反复发作，症状剧烈，故戒烟酒。多次出现咳嗽咳痰、胸闷气促、痰多质黏、胸闷气急活动后加剧，就诊于我院呼吸内科，确诊为慢性支气管炎；阻塞性肺气肿；肺部感染，经抗菌、解痉、平喘及激素等治疗症状缓解。此次因上周受寒再次出现咳嗽咳痰，胸闷气促，痰质稀、呈泡沫状白痰，心悸气促，纳谷不馨，舌淡暗，苔白腻厚，脉浮缓。

中医诊断：肺胀（外寒内饮）。

西医诊断：慢性阻塞性肺气肿。

辨证分析：患者有长期咳嗽、咳痰、气喘等症，胸肺膨胀和病变由肺及心，表现为外寒内饮为主。

治法治则：宣肺散寒，温肺化饮。

处方：宣肺止咳汤加减。蜜麻黄9g，川桂枝9g，杏仁10g，甘草3g，法半夏15g，炒黄芩15g，赤芍15g，白芍15g，北细辛3g，干姜9g，五味子9g，炙甘草9g，紫苏子9g，紫苏梗9g，芥子9g，炒枳壳12g，莱菔子10g。7剂。每日1剂，水煎服。

3月18日二诊：药后咳喘大减，原有泡沫痰一小杯，现化半杯，饮食知味，大便已解。上方去莱菔子、紫苏梗，加旋覆花12g（包煎），赭石15g（先煎），茯苓15g。继服7剂。

3月25日三诊：药后咳喘基本无，泡沫痰无，唯背部听有细湿啰音。纳谷已馨。舌淡，苔腻大减，脉沉。治以益肾健脾，降肺化痰。

处方：黄芪30g，焦白术15g，防风10g，茯苓15g，炙甘草9g，制半夏15g，当归20g，熟地黄15g，陈皮9g，五味子9g，山茱萸12g，大枣12g，砂仁5g（后下），生姜2片。14剂，每日1剂，水煎服。

后随访，诸症明显改善。

【按语】肺胀是指多种慢性肺系疾患反复发作，迁延不愈，肺、脾、肾三脏虚损，导致肺气胀满、不能敛降的一类病证。肺胀的发生多因先天禀赋不足或喘息、久咳、慢性肺系疾病所引起。本病相当于西医学的慢性阻塞性肺疾病，可因久病肺虚、痰瘀潴留、复感外邪诱使病情发作或加剧。本病病位首先在肺，继则影响脾、肾，后期病及于心。本案所表现的证候乃外寒、内饮。正如张仲景在《伤寒论》中所说的："伤寒表不解，心下有水气，干呕，发热而咳，或渴，或利，或噎，或小便不利，少腹满，或喘者，小青龙汤主之。"小青龙汤的治则是宣肺降逆，温化水饮，恰对本案病机，故效。宣肺止咳汤来源于小青龙汤，故一诊与三子养亲汤化裁，并加干姜、桂枝助阳通脉，温化寒饮，可见方证相符，故而显效。二诊稍感气机不降，故予旋覆花、赭石、茯苓降气和胃，兼利痰水。三诊时外邪亦散，肺肾亏虚凸显，故金水六君煎与玉屏风合方，加五味子、山茱萸敛肺补肺宁心，益气固表，养阴化痰，调理善后。

五、加减藿苓汤

【名称】加减藿苓汤。

【组成】藿香6g，白术15g，苍术10g，厚朴花6g，陈皮15g，姜半夏9g，茯苓30g，甘草3g，肉桂1.5g（后下），通草3g，薏苡仁30g，豆蔻6g（后下）。

【功效】清热利湿。

【主治】湿热中阻。

【思路来源】加减藿苓汤方出《增补内经拾遗》卷三引《济世良方》，为藿朴夏苓汤和三仁汤加减变化而成。其集治湿解暑为一方，具有解表化湿、通畅三焦之功，能宣通气机，燥湿利水。主治湿温、湿盛热微、身热不渴、肢体困倦、胸闷口腻者。

暑邪致病有明显的季节性，主要发生于夏至以后，立秋以前。如《素问·热论》云："先夏至日者为病温，后夏至日者为病暑。"因暑季气候炎热，热蒸湿动，使空气中湿度增加，故暑邪为病常兼夹湿邪。其临床特征，除发热、烦渴等暑温症状外，常兼见四肢困倦、胸闷呕恶、大便溏泄不爽等湿阻之症。中医治湿有三法，即芳香化湿、苦温燥湿、淡渗利湿。本方为治疗湿温初起、身热恶寒、肢体倦怠、胸闷口腻的常用方。在运用上具有清利上、中、下三焦湿热之功。因此，本方不仅治疗暑邪所致的疾病有明显疗效，对于一些因湿热阻滞中焦，导致食则腹胀不适，伴反酸嗳气、胃脘部灼烧感、大便不畅甚至便秘、舌红苔黄腻、脉沉缓等中焦湿热者亦有较好疗效。对外感湿邪阻滞气机导致的身热不扬、神疲乏力、胃纳不佳等，加减运用可达清热祛湿之功。

【方解】方中藿香味辛，性温，归脾、胃、肺经，有化湿醒脾、辟秽和中、解暑发表之功，主治湿阻脾胃、脘腹胀满、湿温初起、呕吐、泄泻、暑湿、发热恶寒、恶寒发热、胸脘满闷。白术味甘，性温，归脾、胃经，有补气健脾、燥湿利水、止汗、安胎之功，主治脾虚食少、腹胀泄泻、痰饮眩悸、水肿、自汗、胎动不安。苍术味辛、苦，性温，归脾、胃、肝经，有燥湿健脾、辟秽化浊、祛风散寒之功，主治湿困脾胃、脘痞腹胀、呕恶泄泻、霍乱、风湿外感、寒湿着痹等。厚朴花味苦，性温，归脾、胃经，有芳香化湿、理气宽中之功，主治湿阻气滞之脘腹胀满、疼痛等。陈皮味苦、辛，性温，归肺、脾经，有理气健脾、燥湿化痰之功，主治脘腹胀满、食少吐泻、咳嗽痰多。半夏味辛，性温，归脾、胃、肺经，有燥湿化痰、降逆止呕、消痞散结之功，主治湿痰寒痰、咳喘痰多、痰饮眩悸、风痰眩晕、痰厥头痛、呕吐反胃、胸脘痞闷。茯苓味甘、淡，性平，归心、肺、脾、肾经，有利水渗湿、健脾宁心之功，主治水肿尿少、痰饮眩悸、脾虚食少、便溏泄泻、心神不安、惊悸失眠。肉桂味辛、甘，性大热，归肾、脾、心、肝经，有补火助阳、引火归原、散寒止痛、温通经脉之功，主治阳痿宫冷、腰膝冷痛、肾虚作喘、虚阳上浮、眩晕目赤、心腹冷痛、虚寒吐泻、寒疝腹痛、痛经经闭等。通草味甘、淡，性微寒，归肺、胃、肾、膀胱经，气薄质轻，升而复降，具有清热利水、下乳通窍之功。通草与茯苓、白术等配伍，可增渗湿利水之效，配薏苡仁、蔻仁可增祛湿除温之效。甘草味甘，性平，归心、肺、脾、胃经，有补脾益气、清热解毒、祛痰止咳、缓急止痛、调和诸药之功，主治脾胃虚弱，倦怠乏力，心悸气短，咳嗽痰多，脘腹、四肢挛急疼痛，痈肿疮毒，缓解药物毒性、烈性。薏苡仁味甘、淡，性凉，归脾、胃、肺经，有利水渗湿、健脾止泻、除痹排脓、解毒散结之功，主治水肿、脚气、小便不利、脾虚泄泻、湿痹拘挛等。豆蔻味辛，性温，归脾、胃经，有化湿消痞、行气温中、开胃消食之功，主治胃腹胀满、呕吐、胃冷久呃；亦可渗湿降浊，宣通气机，主治肢体困倦、胸闷、口腻及各种暑邪所致疾病。

【方药加减】在藿苓汤的基础上，根据辨证论治，可化裁形成藿苓汤类方，分别为祛风藿苓汤、泻浊藿苓汤、渗湿藿苓汤、清热藿苓汤。

1.祛风藿苓汤

主治暑湿夹风之证。风邪为病，四季常有，以春季居多。风邪来去疾速，善动不居，变幻无常。其性轻扬开泄、动摇，且无孔不入。风邪侵人多从皮毛而入，易与他邪合之为病，故称风邪为“百病之长”。患者身热不扬，迁延缠绵，加之外感风邪，故汗少而黏，恶风，肢体酸重疼痛，胸膈闷胀，脘痞泛恶，口中黏腻，大便稀溏，舌淡，苔白腻，脉濡滑。治当芳香化湿，祛风解表。可配伍羌活、葛根、荆芥、防风等，取其解表燥湿之功。羌活味辛、苦，性温，入膀胱、肾经，可解表散寒，祛风胜湿，止痛。葛根味甘、辛，性凉，归肺、胃经，有解肌退热、生津止渴、升阳止泻之功，可防湿邪黏滞阻碍气机升降。荆芥与防风均微温不燥，药性和缓，可增强解表之功，故对外感风湿又兼暑邪之症有明显疗效。

2.泻浊藿苓汤

主治湿浊中阻之证。泻浊藿苓汤顾名思义以泻痰浊之功用为主。暑多夹湿，外湿困脾可导致脾虚又生内湿，内湿聚而成痰。《医宗必读·痰饮》云："按痰之为病，十常六七，而《内经》叙痰饮四条，皆因湿土为害，故先哲云'脾为生痰之源'……脾复健运之常，而痰自化矣。"脾主健运，运化水液，是水液代谢的中间环节。脾气充足，运化水液功能健旺，人体水液代谢才能协调平衡。因此泻浊藿苓汤中加入了山楂、绞股蓝、木香、砂仁、党参等燥湿行气、补气健脾之药。方中山楂酸、甘，微温，归脾、胃、肝经，有健脾、化浊、降脂之功；绞股蓝味苦，性寒，可清热化痰；木香、砂仁化湿健脾行气；党参补气健脾。诸药合用，共奏化痰祛湿、补气健脾之功。

3.渗湿藿苓汤

主治暑湿中阻，湿重于热。湿性黏腻，留滞于脏腑经络，最易阻遏气机，使气机升降失常，清阳不升。湿性重浊，在上则头重如裹，昏蒙眩晕，周身困重；在中则胸脘痞闷，胃纳不香，湿阻中焦，口苦黏或淡，舌淡白，苔厚腻，脉濡数。湿性趋下，易伤阴位，可见下肢水肿、淋浊、带下、泻痢等，故加香薷、荷叶清暑化湿，土茯苓、石菖蒲淡渗利湿，共达解暑化湿之效。

4.清热藿苓汤

主治暑湿中阻，热重于湿。暑为阳邪，其性炎热，善发散。因此暑邪致病可致人体阳气亢盛，腠理开泄，耗气伤津。暑与湿合，则致湿盛热微。阳明主肌肉，湿滞阳明之表，阳气内郁，故而生热，故加栀子、知母清热除烦，解暑利湿；加麦冬、芦根泄热生津；加牡丹皮、白鲜皮清热养阴。诸药合用，清暑益气，清热养阴生津。

【验案】

案一

楼某，女，51岁。初诊时间：2020年7月6日。

主诉：脘腹胀满，喉中异物感1周。自诉平素易中暑，每年中暑3~4次，易感疲乏困倦。

诊查：1周来感脘腹部胀满，喉间异物感，吞之不下，咳之不出，偶尔稍恶心，全身乏力，口中黏腻，胃纳欠佳，夜寐一般，大便不成形，小便无殊。面色萎黄，舌淡，苔薄腻，脉滑。

中医诊断：中暍（暑湿困脾）。

西医诊断：慢性胃炎。

辨证分析：患者素体脾胃亏虚，本病发作正值七月暑季，盛暑时节。天暑下迫，地湿上蒸，湿热蒸腾，导致湿邪入体，损伤脾胃，故脘腹胀满、恶心乏力；湿性黏滞固着，不易速去，故凝聚成痰，以致喉间异物感；湿性重浊，易致水湿浊秽，故大便不爽。

治法治则：解暑祛湿解表。

处方：藿苓汤加减。杏仁9g，豆蔻9g（后下），炒薏苡仁30g，厚朴9g，广藿香6g，姜半夏9g，通草6g，薏苡根30g，茯苓30g，石菖蒲10g，绵萆薢15g，郁金15g，陈皮15g，酒黄芩15g，干姜6g，车前草30g，白茅根30g。7剂，水煎服，日1剂，早晚分服。

7月13日二诊：药后诸症缓解，无明显不适，上方去干姜，加黄芪30g，炒山药15g，炒苍术10g。再服7剂。

后电话随访，患者诉药后神疲乏力感明显好转，胃纳改善，夜寐安。

【按语】加减藿苓汤是治疗湿邪为患的常用基本方。使用本方，当以胸闷、体倦、苔滑、口腻、脉濡为辨证要点，以湿盛为用方依据。湿为六邪之一，与水同类，故属阴邪，为黏滞、重浊、趋下的阴寒之邪。湿为长夏之主气。长夏季节阴雨绵绵，加之暑气、湿热相混，则病湿温。发病时常外湿与内湿并见，且湿邪可波及上中下三焦，弥漫全身。湿邪为患多以内湿为主，外湿为客。外湿与季节主气相关，从外感受；内湿可因湿盛季节脾胃功能呆滞，如过食生冷，饮食不节，或劳倦过度，伤及脾胃，导致湿邪困脾，脾失健运，内外相合而酿生湿温。《素问·六元正纪大论》说：“湿胜则濡泄，甚则水闭浮肿。”清·叶桂《温热论·外感温热篇》云“湿胜则阳微”，所以说，湿易损伤脾阳，而藿苓汤主治暑湿困脾。

本案发病时值暑季，暑湿当令，易感湿热之邪，故外受湿，内化热，出现湿温内阻诸症。治疗当以芳香化湿、苦温燥湿、淡渗利湿三法为一体，外宣内化，通利小便。藿苓汤方中广藿香、薏苡仁、豆蔻芳香化浊，健脾利中；厚朴、半夏燥湿运脾，运化水湿；苍术理气燥湿，使气机畅达，脾健湿除；再用杏仁疏表宣肺于上，宣通水之上源，使湿随气化；茯苓、绵萆薢、通草淡渗利湿于下，使湿热从小便而去。全方开上、畅中、渗下，宣化表里之湿邪，使“邪去气通，布津于外，自然汗解”。二诊症状明显好转，故守方略微加减。

案二

曹某，女，72岁。初诊时间：2020年6月10日。

主诉：小便灼热感伴胃纳欠佳两月余。

诊查：患者2018年3月2日因“上腹部隐痛1个月”在我市某医院住院治疗，诊为非萎缩性胃炎；冠心病；泌尿系感染；肝内胆管结石；高血压病；脑梗死；肾结晶；腹主动脉硬化伴粥样斑块形成；陈旧性肋骨骨折；T_{12}、L_{12}椎体成形术后改变，予抗感染、护胃、降血压、降血脂稳定斑块等对症支持治疗，好转后出院。两个月前无明显诱因下出现尿频尿急，尿灼热感，伴上腹部隐痛，胃纳欠佳，无咳嗽咳痰，无胸闷气急等不适，未予规范治疗。目前小便灼热感仍有，感腰酸腰痛明显，肛门口灼热，大便不爽，喉中有痰，口黏，不思饮食，时感恶心泛吐酸水，无呕吐，精神不振，全身乏力，四肢疲软，夜寐欠佳，小便短小，夜尿增多。舌暗，苔黄厚腻，脉滑数。既往有脑梗死病史，有肋骨骨折、骨盆骨折史，未予手术治疗。6月1日尿常规：尿白细胞（+++），尿隐血（++），白细胞1401.7/低倍视野（UL），红细胞85.2/低倍视野（UL），细菌18907/低倍视野（UL）。

中医诊断：淋证（湿热内蕴）。

西医诊断：泌尿系感染。

辨证分析：本案患者为老年患者，上述症状已两月有余，未规范治疗。平素饮食不洁，以致脾胃虚弱，脾虚湿阻，气机升降失常，故口黏，不思饮食，时感恶心泛吐酸水；湿为阴邪，易袭阴位，故下先受之，湿邪内蕴聚热，故小便灼热疼痛。

治法治则：清热化湿，健脾和胃。

处方：清热藿苓汤加减。杏仁10g，豆蔻9g（后下），炒薏苡仁30g，乌药6g，丹参30g，姜半夏9g，茯苓30g，酒黄芩15g，干姜4g，绵萆薢15g，石菖蒲10g，车前草30g，大血藤30g，蒲公英30g，荜茇6g，焦栀子7g，炒黄柏9g。7剂，水煎服，日1剂，早晚分服。

6月17日二诊：诉小便灼热感仍有，但较前略好转，无尿频、尿急、尿痛。胃纳较前明显好转，夜寐可，大便未见明显异常，精神较前好转，仍少许乏力，舌淡红，苔薄黄腻，脉滑。诊为热淋病（湿热下注膀胱）。治以清热利湿通淋，方用八正散加减。

处方：石韦15g，荜茇6g，金钱草30g，车前草30g，丹参30g，绵萆薢15g，石菖蒲10g，败酱草15g，大血藤30g，焦山栀6g，炒黄柏10g，干姜3g，滑石20g（包煎），生甘草5g。12剂，水煎服，日1剂，早晚分服。

7月1日三诊：药后诸症消失。复查尿常规：白细胞（+），隐血（++），白细胞25.9/HP，红细胞57.2/低倍视野（UL），10/HP，上皮细胞47.2/低倍视野（UL）。

【按语】脾胃素虚，兼感外邪，导致脾胃升降失调，湿浊内生，发为本病。脾虚失运、湿阻中焦为本病的主要病机。薛生白《湿热病篇》指出，脾胃为湿热病变的中心。章虚谷亦云："湿土之气，同类相召，故湿热之邪，始虽外受，终归脾胃。"《素问·经脉别论》云："饮入于胃，游溢精气，上输于脾。脾气散精，上归于肺，通调水道，下输膀胱。水精四布，五经并行，合于四时五脏阴阳，揆度以为常也。"脾居中焦，为全身气机升降、水液代谢的枢纽。水液在体内由肺下降于肾，或由肾蒸腾气化上升于肺均需脾的转输作用，方能维持正常。脾胃运化失常，主要表现为胃脘疼痛或痞闷、恶心泛酸、便溏或黏滞不爽、纳呆欲呕、口干不欲饮等。湿浊滞于中焦，非芳香化浊和燥湿醒脾之品不能振奋已困脾阳，祛除黏腻湿浊。方中豆蔻、炒薏苡仁、杏仁芳香化湿宣肺，健脾和中；丹参、大血藤活血化瘀；半夏燥湿运脾，运化水湿；焦栀子、炒黄柏、金钱草、败酱草清热利湿；车前草、石菖蒲、石韦、滑石利湿通淋。诸药合用，共奏清热利湿通淋、健脾和胃之功。二诊脾胃功能较前好转，但小便灼热感仍有，此为湿热蕴结下焦，膀胱气化失司，治以清热利湿通淋，改方八正散加减。

案三

查某，女，72岁。初诊时间：2020年7月1日。

主诉：尿中泡沫3年伴皮肤瘙痒1月余。

诊查：患者既往有慢性肾炎病史，尿中泡沫增多，长期服药治疗。1个月前患者出现腰背部疼痛，疼痛不剧，久卧后肢体酸重疼痛，稍活动后可缓解。双下肢乏力明显，按之轻度浮肿，偶有咳嗽咳痰，痰少、色白可咳出，微恶风，双手及全身皮肤瘙痒，肩背部瘙痒严重，无红疹，无破溃流脓，未规范治疗，现患者皮肤瘙痒明显，伴胸膈闷胀，脘痞泛恶，口中黏腻，尿中泡沫增多，夜尿每日2~3次，大便稀溏。舌淡红，苔薄腻，脉濡细。辅助检查：尿肌酐3639μmol/L，尿蛋白40mg/L，24小时蛋白尿定量70mg/24h，蛋白质弱阳性，隐血（++），红细胞30.5/HP，尿微量白蛋白49.95mg/L。

中医诊断：湿阻（风湿侵袭）。

西医诊断：慢性肾小球肾炎。

辨证分析：风性轻扬善动，易于侵犯人体上部和肌表，使肌腠开泄，故见咳嗽、恶风，湿邪重浊、趋下，易阻滞气机，导致中焦气机不利，脾胃升降失常，湿聚成痰，故痰白、胸膈闷胀、脘痞泛恶、口中黏腻；风善行而数变，为百病之长，其他邪气多易依附于风而侵犯人体，风与湿相结，致患者双手及肩背部瘙痒难忍，故辨证为风寒湿阻证。

治法治则：化湿健脾，祛风解表。

处方：祛风藿苓汤加减。炒党参15g，茯苓30g，炒白术15g，炒白扁豆10g，杏仁10g，炒蒺藜15g，厚朴6g，炒薏苡仁30g，薏苡根30g，茯苓皮30g，蝉蜕6g，防风5g，荆芥6g。7剂，水煎服，日1剂，早晚分服。

7月13日二诊：诉上述症状较前好转，仍有少许咳嗽咳痰，皮肤瘙痒，脘腹痞满，脉滑，舌淡红，苔薄。原方加减。

处方：杏仁10g，豆蔻9g（后下），炒薏苡仁30g，厚朴花9g，通草6g，茯苓30g，炒蒺藜15g，白鲜皮15g，石菖蒲10g，蝉蜕6g，荆芥6g，防风6g，烫狗脊15g，茯苓皮30g，干姜5g。10剂，水煎服，日1剂，早晚分服。

7月2日三诊：诉咳嗽咳痰已基本好转，皮肤瘙痒仍有，已明显好转，脉滑细，舌淡红，苔薄。继续予祛风解表、化湿健脾为法。

处方：杏仁10g，豆蔻9g（后下），炒薏苡仁30g，姜厚朴6g，茯苓30g，炒蒺藜15g，白鲜皮15g，石菖蒲10g，蝉蜕6g，荆芥6g，防风6g，烫狗脊15g，茯苓皮30g，干姜5g，炒苍术10g。10剂，水煎服，日1剂，早晚分服。

【按语】六淫致病，既可单一，更多的是杂合，本案即风邪与湿邪共同致病。风为六淫之首，性轻扬善动；湿为长夏主气，有外感亦有内伤。风性开泄，易使腠理疏泄开张，故易与湿邪合病。《素问·太阴阳明论》云：“伤于风者，上先受之，伤于湿者，下先受之。”故风与湿相合，郁遏卫表，而致肢体酸重、皮肤瘙痒。古人云：“风寒暑湿，皆能中人，惟湿气积久。”可见，湿邪致病具有广泛、难愈、缠绵等特性。该患者乃风邪、湿邪并病，故治疗以祛风燥湿为主。在临床上，湿邪的治疗必须在利湿、渗湿、化湿的同时注重对脏腑器官生理功能的因势利导，使全身的水液代谢在脏腑的共同协调下，完成正常的升降出入和代谢，治疗上需兼顾健脾。方中杏仁、厚朴、豆蔻、炒薏苡仁燥湿化痰；荆芥、防风、蝉蜕祛风解表；茯苓、炒白术健脾，渗湿，利尿。诸药合用，共奏祛风、利湿、健脾之功。

六、温脾固涩汤

【名称】温脾固涩汤。

【组成】盐补骨脂10g，煨肉豆蔻6g（后下），五味子9g，炒苍术10g，焦山楂30g，木香9g，制吴茱萸5g，煨葛根15g。

【功用】温补脾肾，涩肠固脱。

【主治】脾肾阳虚泄泻。

【思路来源】古籍对于泄泻的不同病名、病因病机及治则治法的论述很多。最早在《黄帝内经》中就有类似病证的记载，并提出“鹜溏”“飧泄”“注下”等病名，且对病因病机也进行了较为全面的论述，如“春伤于风，邪气流连，乃为洞泄”“长夏善病洞泄寒中”“寒气客于小肠，小肠不得成聚，故后泄腹痛矣”。《金匮要略》将泄泻与痢疾统称为下利，并分为虚寒、实滞、气利3种类型。宋·陈无择《三因极一病证方论·泄泻论述》云“喜则散，怒则激，忧则聚，惊则动，脏气隔绝，精神夺散，以致溏泄”，在既往认为的外邪致泄的基础上提出了情志失调也可导致泄泻。张景岳提出：“泄泻之本，无不由脾胃”“凡泄泻之病，多由水谷不分，故以利水为上策。”明·李中梓则提出了著名的治泄九法，包括“淡渗”“升提”“清凉”“疏利”“甘缓”“酸收”“燥脾”“温肾”“固涩”。脾“居中央，灌四旁”，泄泻病机虽然复杂，但与脾的关系最为密切。脾运失职，小肠不能分清泌浊，大肠无法传化，水谷停滞，合污而下，发为泄泻。正如《素问·至真要大论》所云：“厥阴司天，风淫所胜……冷泄腹胀，溏泄，瘕水闭……病本于脾。”泄泻的发生多责之脾胃。脾胃位于人体中焦，具有升清降浊的作用。若脾胃功能失常，水湿内停，夹杂糟粕，下注肠道，则发为泄泻。虽然泄泻分型较多，但总离不开脾胃二经。泄泻多因感受外邪，饮食所伤，情志不调及久病脏腑虚弱，致脾虚湿盛，运化功能失调，传导功能失司所致。或外感寒湿暑热之邪从表入里，直接损伤脾胃而致。因于风者，风邪入于肠胃之间，则有泄泻之患，《黄帝内经》云：“春伤于风，夏必飧泄。”

此即风邪内陷之证。《症因脉治》：因于寒者，“真阳素虚，遇值时令之寒，直中三阴之经，则身不发热，口不发渴，小便清利，腹中疼痛。而中寒下利之症作矣”。因于热者，“热淫以胜，湿火炎蒸。积热之人，又中邪热，则中热泄泻作矣”。因于湿者，“久雨阴湿，湿土司政，太阴被湿淫所伤，人病泄泻”。因于暑者，“火令当权，天之热气下降，地之湿气上升，暑湿之气，充塞宇内，人感热淫之邪，伤于肠胃，暑泻作矣”。或饮食过量，恣食肥甘辛辣之物，误食不洁之品，致湿热内生，脾胃受伤，运化失职，升降失调，清浊不分；或忧思恼怒，精神紧张，致肝气郁结，木郁不达，横逆犯脾；或久病失治，脾肾受损，肾阳不能温煦脾阳，脾失健运，水谷不化。其基本病机总归为脾虚湿盛，运化失司，清浊不分。《素问·阴阳应象大论》曰：“湿盛则濡泄。”《医宗必读》曰：“无湿不成泄。”泄泻的病理性质有寒热虚实之不同，寒邪多中脾脏，热邪多中肠腑；急性暴泄病性多实，慢性久泄病多属虚；虚实之间可相互转化，暴泄失治，日久脾肾受损，可转为虚证；虚病日久，脾气亏虚，无力运化水谷，又可因虚致实，而出现虚实夹杂证候。治疗上以运脾化湿为基本原则，夹有表邪者，辅以解表；夹有伤食者，辅以化积；夹有阳虚者，辅以温补；夹有热蕴者，辅以清热；夹有肝郁犯脾者，辅以疏肝健脾；对于急性泄泻及暴泄久泄，为防气津伤亡，则应治以固脱为主。

【方解】方中补骨脂辛苦大温，善壮肾阳，暖水脏，有温肾壮阳、固精缩尿、温脾止泻、纳气平喘之功，可用于肾阳虚衰、遗精滑精、脾肾阳虚、五更泄泻等。肉豆蔻功专涩肠止泻，温中行气，用于虚泄冷痢、胃寒胀痛、食少呕吐等。五味子酸甘温，具有收敛固涩、益气生津、补肾宁心之功，善治久咳久泄、自汗盗汗、遗精滑精。吴茱萸归肝、脾、肾三经，具有散寒止痛、降逆止呕、助阳止泻之功，可用于寒凝疼痛、胃寒呕吐、虚寒泄泻等。木香辛行苦降，善行大肠滞气，为治疗湿热泻痢里急后重之要药。煨葛根味辛升发，能升发清阳，鼓舞脾胃清阳之气上升而奏止泻之效。炒苍术苦温燥湿，以祛湿浊；辛香健脾，以和脾胃，对湿阻中焦、脾失健运而导致的脘腹胀满、呕恶食少、吐泻乏力最为适宜。焦山楂具有消食化积、止泻痢、破气化瘀、降压之功，用于食积停滞、脘腹胀满、泻痢等，尤适于饮食停滞导致的泄泻。诸药合用，既体现了温肾暖脾治本之法，又体现了“滑者涩之”，治标塞流。甘温固涩之品中又加用行气活血之物，使补而不滞。纵观全方，标本兼顾，治本为主；脾肾兼顾，以脾为主；补中寓通，补而不滞。

【方药加减】《难经》提出泄凡有五，其名不同，“有胃泄，有脾泄，有大肠泄，有小肠泄，有大瘕泄，名曰后重。胃泄者，饮食不化，色黄。脾泄者，腹胀满，泄注，食及呕吐逆。大肠泄者，食已窘迫，大便色白，肠鸣切痛。小肠泄者，溲而便脓血，少腹痛。大瘕泄者，里急后重”。根据所描述的症状看，前三者的定义更接近“泄泻”所代表的疾病，而“小肠泄”“大瘕泄”则指的是“痢疾”一类的疾病。根据脏腑病变及致病因素不同，对温脾固涩汤进行化裁，又可分为健脾止泻汤、运脾化湿汤、温肾止泻汤、涩肠固脱汤。

1.健脾止泻汤

主治脾胃虚弱、运化无权、水谷不化、清浊不分而出现的大便溏泄，轻者可仅有脾气虚的表现，重者多伴阳虚的表现。临床表现为大便时溏时泻、迁延反复、食少纳呆、稍进油腻食物则大便次数明显增多、面色萎黄、神疲乏力、舌淡苔白、脉细弱。治以健脾益气，化湿和中。可配伍人参、白术、茯苓、炙甘草益气健脾，陈皮、砂仁、木香、豆蔻化湿行气。

2.运脾化湿汤

主治湿盛困脾、气化阻遏、清浊不分所致的大便溏泄，此时应以运脾为主。运脾者，即芳香化湿之意。虽然脾虚与湿盛两者互为因果，脾气亏虚可导致湿浊内生，湿邪在内也可导致脾气阻遏，但临床上还是要注意区分是脾虚为主还是湿困为主，这样才能做到方证统一。湿困为主的泄泻常表现为泄泻清稀、甚如水样，肠鸣腹痛，头重如裹，身体困重，乏力嗜睡，舌苔白腻，脉濡缓，可配伍芳香化湿之品，如藿香、佩兰、厚朴、砂仁、苍术等，取其燥能化湿之意。如为湿阻气滞，脘腹胀满痞闷，可佐以行气药；如偏寒湿，脘腹冷痛，可佐以温中祛寒药。

3.温肾止泻汤

主治肾阳虚弱，不能温养脾胃，阳气不升而水谷下趋所致的泄泻。临床表现为五更泄泻、完谷不化、久泄不愈、腹痛喜温、腰膝酸软、形寒肢冷、舌淡、苔白嫩、脉沉迟无力。可配伍干姜、附子、肉桂、炮姜等。若久泻不止、脱肛、脏器脱垂，为中气下陷，可加黄芪、党参、炒白术、升麻益气升阳。

4.涩肠固脱汤

主治久泻久痢、病程日久、脾肾虚寒、肠失固摄所致大便滑脱不禁，甚则中气下陷，脱肛坠下。临床表现为泻利无度，滑脱不禁，脘腹疼痛、喜温喜按，倦怠食少，舌淡，苔白，脉沉迟细。治疗上以涩肠固脱药为主，可配伍肉豆蔻、诃子、五味子、补骨脂等。在固摄的同时也要应用益气、温阳、升举之法，并非单一收涩，需审症求因，辨证论治。

【验案】

案一

贾某，男，63岁。初诊时间：2015年3月25日。

主诉：反复腹泻6年余。

诊查：患者6年前出现反复腹泻，呈水样便，每日2~8次，无里急后重，无黏液脓血便，无恶心呕吐，偶尔腹胀腹痛，自感神疲乏力，症状反复，胃纳可，夜寐欠佳。舌淡，苔白，脉沉。

中医诊断：泄泻（脾肾阳虚证）。

西医诊断：肠道功能紊乱。

辨证分析：脾肾阳虚，命门之火不能上温脾土，脾阳不升而水谷下趋，故反复腹泻，呈水样便；脾失健运，气机阻滞，脾阳虚弱，阴寒凝聚，故腹胀腹痛；脾肾阳虚，不能化生精微以养神，以致神疲乏力。舌淡、苔白、脉沉均为脾肾阳虚之征象。

治法治则：温补脾肾，涩肠止泻。

处方：补骨脂10g，吴茱萸5g，五味子10g，肉豆蔻5g（后下），焦山楂15g，炒苍术10g，炒白术15g，煨葛根30g，芡实30g，木香9g，制厚朴10g，制远志10g，茯苓30g，狗脊10g，高良姜5g，陈皮15g。7剂，水煎服，日1剂，早晚分服。

4月1日二诊：药后腹泻次数减少，每日2~5次，大便仍不成形，仍偶尔腹胀腹痛，胃纳可，夜寐一般，舌淡，苔白，脉沉。

处方：补骨脂10g，吴茱萸5g，五味子10g，肉豆蔻5g（后下），焦山楂15g，炒苍术10g，炒白术15g，煨葛根30g，芡实30g，木香9g，制厚朴10g，制远志10g，茯苓30g，狗脊10g，高良姜5g，陈皮15g，预知子12g，海螵蛸15g。7剂，水煎服，日1剂，早晚分服。

4月8日三诊：大便次数明显减少，1日2~3次，较前成形，偏稀，腹胀腹痛好转，胃纳可，夜寐欠安，舌淡红，苔薄，脉细。

处方：补骨脂10g，吴茱萸5g，五味子10g，肉豆蔻5g（后下），焦山楂15g，炒苍术10g，炒白术15g，煨葛根30g，芡实30g，木香9g，制厚朴10g，制远志10g，茯苓30g，茯神30g，广藿香6g，狗脊10g，高良姜5g，陈皮15g，炒稻芽15g。7剂，水煎服，日1剂，早晚分服。

上法继续治疗，腹泻好转明显，腹胀及神疲乏力明显缓解。

【按语】《仁斋直指方论》中有关于“脾泄”“肾泄”的描述：“脾泄者，肢体重着，中脘有妨，面色虚黄，腹肚微满。肾泄者，肤腠怯冷，腰膂酸疼，上咳面黧，脐腹作痛。”现代人的生活习惯多久坐久卧，缺乏锻炼。尤其是夏天喜处空调之室，饮食上又贪凉喜冷或辛辣刺激之物，且不加节制，从而损伤脾肾，故现代多见脾肾两虚证候。该患者辨为脾肾阳虚型泄泻。肾阳虚弱，火不暖土，脾阳虚衰，运化失司，水谷下趋，故大便次数增多，呈水样；脾失健运，水谷精微难以化生，精神失养，故而神疲乏力；中焦斡旋失司，故腹胀腹痛。治以温补脾肾，涩肠固脱，方用温脾固涩汤加减。方中重用补骨脂、高良姜温补脾肾以治本；吴茱萸暖脾温肾，散阴寒；苍术、白术、芡实、茯苓健脾化湿；煨葛根升举清阳，以止下泄；辅以肉豆蔻、五味子等酸涩之品涩肠固脱，标本兼顾，脾肾俱补；佐以木香、厚朴、陈皮等行气之品，使补而不滞，中焦运化得当；远志、茯苓合用，以安心神。二诊腹泻次数减少，但仍时有腹胀腹痛，故加预知子理气宽中，海螵蛸制酸止痛。三诊腹泻好转明显，大便成形，效不更方，继以原方加减温肾暖脾，止泻固脱，巩固治疗。

案二

杨某，女，63岁。初诊时间：2019年4月29日。

主诉：确诊抗中性粒细胞胞浆抗体（ANCA）相关性血管炎两年，腹泻半年余。

诊查：患者两年前因双下肢浮肿就诊于当地医院，诊断为ANCA相关性血管炎，曾予环磷酰胺治疗，血肌酐维持在90μmol/L左右。目前口服骁悉及泼尼松治疗，血肌酐升至155μmol/L。近半年来反复发生腹泻，日行3~4次，大便质稀，伴腹痛，畏寒，胃纳欠佳，感头胀，双下肢麻木酸胀。舌暗淡，苔薄，脉滑细。

中医诊断：泄泻（脾肾两虚证）。

西医诊断：抗中性粒细胞胞浆抗体相关性血管炎。

辨证分析：患者年龄较大，有长期慢性病史，口服激素及免疫抑制剂治疗。中医学认为，激素是一种类似于助阳生热之品，可充分调动肾气，虽能暂时改善某些临床症状，但有耗津伤液之弊，久用可导致正气耗伤。长期使用激素，可损伤肾阴，阴虚火旺，炼液为痰，导致痰热互结。应用初期，阴不制阳，阳气相对亢盛而表现为一派内热之象。日久阴液耗竭，必然导致阴损及阳，表现为阴阳两虚。该患者长期服用药物，正气损伤，脏腑功能失调，脾胃尤甚。脾气亏虚，运化失司，故大便溏薄、胃纳欠佳；清气不升，浊阴不降，故头胀；脾主四肢，水谷精微无法充养肌肉，故肢体麻木酸胀；腹痛、畏寒为阳虚表现。

治法治则：健脾止泻，温肾固脱。

处方：盐补骨脂10g，制吴茱萸5g，炮姜9g，煨肉豆蔻6g（后下），石榴皮10g，升麻9g，醋五味子9g，焦山楂30g，木香9g，姜厚朴6g，赤石脂10g（包煎），盐黄柏10g，炒葛根30g，覆盆子10g，防风6g，甘草6g。7剂，水煎服，日1剂，早晚分服。

5月6日二诊：药后腹泻次数较前减少，腹部怕冷及胃纳改善。双下肢酸胀麻木感未见明显改善，久坐后腰酸腰胀，小便无殊，舌淡，苔薄，脉细。

处方：盐补骨脂10g，制吴茱萸5g，炮姜9g，煨肉豆蔻6g，石榴皮10g，升麻9g，醋五味子9g，焦山楂30g，木香9g，姜厚朴6g，赤石脂10g（包煎），盐黄柏10g，炒葛根30g，覆盆子10g，防风6g，甘草6g，盐杜仲10g。7剂，水煎服，日1剂，早晚分服。

后随访，患者腹泻症状好转明显，继续中药治疗原发病。

【按语】临床治疗泄泻一定要注意辨虚实，辨寒热，辨脏腑，不能简单地“见利止利”，而是要着眼于内在病理因素的祛除。泄泻从六经而论可以分为太阳下利、阳明下利、少阳下利、太阴下利、少阴下利、厥阴下利。从脏腑认识，本病与脾、胃、大小肠、肾、肝相关。从邪气性质看，可因于寒、热、湿、风。此外还有表里合见、虚实夹杂、寒热错杂的复杂情况。为此要做到“知犯何逆，随证治之”。张景岳在《景岳全书》中指出：“泄泻之本，无不由于脾胃。”无论是外感风寒，抑或内伤湿滞，或肝郁犯脾，或饮食积滞，或脾肾亏虚，均与脾胃密切相关。因此治疗泄泻时，要注意胃肠功能的恢复，可选择药食两用的平和之品。如果用苦寒、辛热之品祛邪时，可加用大枣、粳米、白蜜、生姜、甘草等健胃和中，固护正气。除了方药以外，针灸也是治疗泄泻很好的手段，适于不愿接受中药口服的患者。需要注意的是补泄手法的正确掌握。临床上小儿泄泻十分常见，多因外感或食积所致。小儿脾常不足，感受外邪、内伤乳食或脾肾阳虚均可导致脾胃功能运化失调而发生泄泻，失治误治还易出现气阴两伤甚至阴竭阳脱的证候。针对小儿，可以选用简单易行的推拿疗法。中医在治疗泄泻方面方法众多，可以根据不同情况选用不同的方法。

案三

胡某，男，45岁。初诊时间：2020年1月6日。

主诉：体检发现血肌酐升高两个月。

诊查：患者两个月前体检时发现血肌酐升高，当时测血肌酐230μmol/L，伴泡沫尿，无明显双下肢水肿，无恶心呕吐，就诊于金华某医院。查尿常规：尿蛋白（++），白蛋白38.5g，肾功能肌酐266μmol/L，尿素氮16.7mmol/L，尿酸555mmol/L，给予肾衰宁、开同等对症支持治疗，未见明显好转。症见干咳，无痰，左肩疼痛，无腰痛，无恶心呕吐，无发热，纳眠可，夜尿1次，大便调。舌暗红，苔薄，脉细。既往史：高血压两年余，最高血压170/90mmHg，服压氏达、厄贝沙坦治疗，否认糖尿病病史。体格检查：神清合作，心肺无殊，双下肢无浮肿。辅助检查（2019年12月29日）：肾功能：血肌酐266μmol/L，尿素氮16.7mmol/L，24小时尿蛋白定量1.9845g/24h。尿常规：尿蛋白（++），尿隐血（+），肾小球滤过率：左肾16.78mL/min。

中医诊断：尿浊（脾肾阳虚）。

西医诊断：慢性肾功能衰竭。

辨证分析：脾肾不固，精微物质下泄，故尿中多沫；有形实邪停于体内日久，相互煎熬，发为浊毒；肾主骨，脾主肌肉，先后天之本亏虚，肌肉筋骨失于濡养，故肩背疼痛。

治法治则：健脾益肾，化浊祛瘀。

处方：肾毒宁加减。太子参15g，黄芪30g，红花9g，丹参30g，大黄6g（后下），淫羊藿20g，制黄精15g，土茯苓30g，薏苡根30g，炒白术15g，防风6g，积雪草30g，川芎15g。7剂，水煎服，日1剂，早晚分服。

1月13日二诊：患者诉服药后出现腹泻，糊状便，每日3~4次，无腹痛，余无殊，纳眠可，小便调，舌暗，苔薄，脉细。辅助检查：1月8日尿素氮13.4mmol/L，肌酐164μmol/L，尿酸485mmol/L。尿常规：尿蛋白（++），尿隐血（+++），24小时尿蛋白定量1.866g/24h，尿微量白蛋白1360mg。

处方：盐补骨脂10g，煨肉豆蔻6g（后下），炒苍术10g，焦山楂30g，煨葛根15g，炒党参15g，黄芪30g，红花9g，淫羊藿20g，制黄精15g，土茯苓30g，薏苡根30g，炒白术15g，防风6g，积雪草30g，川芎15g。7剂，水煎服，日1剂，早晚分服。

药后患者大便成形，质软，每日2~3次，胃纳、夜寐可。

【按语】泄泻之为病，与肾关系密切。肾寓元阴元阳，生理上与脾相互资助，相互促进；病理上相互影响，互为因果。张景岳云："肾为胃关，开窍于二阴，所以二便之开闭，皆肾脏之所主。今肾中阳气不足，则命门火衰而阴寒独盛，故于子丑五更之后，当阳气未复，阴气盛极之时，即令人洞泄不止也。"该患者有慢性肾脏病基础病史，肾脏本虚，先后天之本相互影响。患者体质较弱，免疫力低下，极易受外邪影响，或饮食不洁等而出现腹泻。患者首诊并无泄泻，故选用肾毒宁方健脾益肾，化浊祛瘀。二诊时血肌酐、蛋白尿等实验室指标较前下降，可见首诊方疗效可，但患者出现腹泻，故在原方基础上合用温脾固涩汤，同时将太子参改为炒党参，以加强温中健脾之效。临床上也会见到肾阴亏虚、肾精不足导致的泄泻，治疗上可用滋肾阴之六味加减，对于此种阴虚泄泻，辨证是关键。

七、养阴益胃汤

【名称】养阴益胃汤。

【组成】太子参15g，佛手10g，梅花6g，厚朴花6g，预知子15g，炒枳壳15g，麸白芍15g，甘草5g。

【功用】养阴清热，益胃生津。

【主治】脾胃阴虚。

【思路来源】《成方便读》言："阳明主津液，胃者五脏六腑之海。凡人之常气，皆禀气于胃，胃中津液一枯，则脏腑皆失其润泽。"胃阴乃胃中津液，最为润泽，质地黏滑，如液如脂，如膏如津。胃为阳土，喜润恶燥，急性热病或饮食不节、药物所伤常常会耗夺胃中津液，出现阴虚证候，多表现为口干纳呆，食不知味，见食则恶，干呕作呃，口渴欲饮，或胃中灼热，甚者有热象，或大便秘结，舌色鲜明而干，尤以舌心干少津，脉细数。临床上，针对脾胃阴虚证，人们往往只强调滋胃阴，而忽视养脾阴，甚至认为"脾无滋法"。这无论从阴阳学说还是从临床实践来看都是不够全面的。

事实上，脾阴与胃阴皆来源于水谷精微，只是生成先后和具体过程不同。脾与胃以膜相连，关系至为密切，功能上相辅相成，故脾阴虚与胃阴虚常常相互累及，往往同时发生，临床上甚至不易完全区分。但是脾胃生理功能有主化、主纳之分，所以同样是阴虚，其表现也有所侧重。例如，同是胃脘痛，偏于胃阴虚者，可见不纳食、口渴易饥、胃中灼热、干呕；偏于脾阴虚者，则表现为不思食、食不化、大便秘结，或阴虚波及阳虚而出现肢体浮肿。从发病过程来看，胃阴虚病程较短，形成较快，多见于外感热病伤津或吐泻之后；脾阴虚形成时间较长，多见于内伤疾病，或有明显伤阴史者。脾阴虚与胃阴虚往往相互累及，易出现纳食和消化障碍的病理变化。临床上各种胃病迁延不愈，或热病后期阴液未复，或平素嗜食辛辣，或情志不遂，气郁化火，或由于药物因素，辛燥过度，或某些化学药品"制酸"太过，均可导致脾胃阴津损伤。

脾胃阴虚临床上可有诸多表现，若胃阴不足，失于濡养，胃络不和，则表现为胃痛；若胃阴亏虚，虚热内生，热郁于胃，气失和降，则表现为嘈杂；若胃中虚热扰动，消食较快，则表现为消食易饥；若胃失和降，胃气上逆，则表现为呕吐、呃逆等。脾“居中央”“灌四旁”。灌者，灌溉之意；四旁，多言心、肺、肝、肾四脏，亦泛指四肢、九窍、百骸等。因此，各种原因导致的脾胃阴伤，除了表现为中焦证候外，还可影响其余脏腑。例如，脾胃转输和散精功能失司，津液不能上承，可表现为消渴。虚火上炎，循经上扰，可表现为牙痛。热病耗损津液，阴亏液涸，不能濡润大肠，则可出现便秘，正所谓“水不足以行舟，而结粪不下”。

脾胃阴虚虽然临床表现各异，但治疗上都以滋阴润燥为基本原则。根据脾胃偏盛的不同，治疗上稍有差异，如养胃阴宜清补，可选用麦冬、沙参、玉竹、石斛等；养脾阴宜滋润，可选用人参、天花粉、生地黄之类。初期可见气阴两虚等虚证或阴虚气滞等虚实夹杂证候，“病久、痛久则入血络”，后期多见阴虚夹杂血瘀证候，治疗可根据辨证的不同采用不同的加减化裁方。

养阴益胃汤的组方思路来源于浙江省已故名老中医魏长春治疗阴虚型胃痛的经验方五花芍草汤，采用轻剂调拨气机之法，选用轻清花类药，在滋阴润燥的同时又能疏肝理气，化湿和中。临床上再结合具体辨证，根据有无气虚、气滞、血瘀等，采用益气养阴、理气健脾、滋阴活血等法。

【方解】本方证乃燥伤脾胃、阴津亏损所致，可见胃脘部隐痛或灼热，饥不欲食，干呕呃逆，口燥咽干，大便燥结，舌红少津或无苔，脉细数等。方中太子参甘平微苦，入脾、肺经，益气健脾，生津润肺，滋阴，用于治疗热病之后气阴两亏，倦怠自汗，饮食减少，口干少津，因其作用平和，尤适于不宜温补者。佛手疏肝解郁，理气和中，燥湿化痰，用于治疗肝郁气滞及肝胃不和之胸胁胀痛、脘腹痞满。佛手气味芳香，能醒脾理气，和中导滞，苦温燥湿而善健脾化痰。临床中使用佛手花效果更佳。因我院只有佛手，故取而代之。绿梅花芳香行气入肝胃，能疏肝解郁，醒脾，理气和中，化痰散结，用于治疗胁肋胀痛、脘腹痞满、嗳气纳呆、梅核气等。厚朴花味苦，性微温，善于芳香化湿，理气宽中，其功似厚朴而力缓，主治脾胃湿阻气滞之胸腹胀满疼痛、纳少、苔腻等。三花同用，质地轻，气味薄，共奏养阴柔肝、益胃生津、芳香理气、化湿和中之功。芍药酸苦微寒，具有养血敛阴、柔肝止痛、平抑肝阳之功，用于治疗肝血亏虚、眩晕心悸、月经不调、手足挛急作痛、阴虚盗汗等。白芍长于养血调经，敛阴止汗；赤芍长于活血化瘀，清热凉血，患者血瘀症状明显时多选用赤芍。芍药与甘草合用，酸甘化阴，缓急止痛。预知子疏肝理气，活血止痛，散结利尿，用于治疗脘胁胀痛、痛经闭经、小便不利。炒枳壳具有行气开胸、宽中除胀之功，主要用于治疗饮食积滞、胸中满闷、胸胁疼痛、产后瘀滞等。诸药合用，使脾胃之阴得复，燥热之气得除，畅达气机，理气止痛。

【方药加减】在养阴益胃汤的基础上，根据辨证论治，又可加减化裁形成养阴益胃汤类方，分别为理气养阴益胃汤、通络养阴益胃汤、调气养阴益胃汤、化湿养阴益胃汤。

1.理气养阴益胃汤

主治胃阴亏耗兼中焦气滞之证。若肝气犯胃，见胃脘胀痛，痛连两胁，嗳气，喜长叹息，脉弦，可配伍柴胡、香附、郁金、川芎疏肝解郁；若饮食内停，见胃脘疼痛，胀满拒按，嗳腐吞酸，或呕吐不消化食物，大便不爽，舌苔厚腻，脉滑，可配伍山楂、神曲、麦芽、鸡内金等消食导滞。

2.通络养阴益胃汤

主治慢性胃病之阴虚夹瘀证。临床表现为胃脘刺痛，痛处固定，入夜尤甚，舌质紫暗或有瘀斑，脉涩；或胃镜下见胃黏膜粗糙不平、颗粒样增生、溃疡出血、息肉等。可配伍赤芍、丹参、牡丹皮、川芎、莪术等活血化瘀。

3.调气养阴益胃汤

主治脾胃气阴两虚之证。症见神疲乏力，气短懒言，胃脘痞满，食欲不振，口燥咽干，小便短少，大便干结，舌红少苔，或有裂纹，脉细无力。可配伍太子参、黄芪、山药、麦冬、玉竹、石斛等益气养阴。

4.化湿养阴益胃汤

主治阴虚夹湿之证。临床表现为胃脘隐痛，饥不欲食，口中黏腻，大便不畅，舌红而干，苔白腻。治疗上先从化湿入手，湿祛后重在养阴。可选用三仁汤化湿浊，继而用生地黄、麦冬、沙参、当归滋阴养血。

【验案】

案一

戴某，男，56岁。初诊时间：2020年4月7日。

主诉：腹胀两天。

诊查：两天前食花生米后腹胀明显，平素食后易腹胀，食用不易消化食物后尤甚。偶尔胃脘部隐痛，干活后感劳累，夜寐安，夜尿3~4次，大便无殊，口干，无口苦。舌红少津，苔薄黄糙。

中医诊断：痞满（气机阻滞，胃阴不足）。

西医诊断：慢性胃炎。

辨证分析：胃阴亏虚，胃失濡养，和降失司，运化失常，故平素食后易腹胀，食用不易消化食物后尤甚。胃阴不足，虚热扰动，则胃脘部隐痛。脾胃运化功能减退，气血生化无源，精血津液难以充养，故干活后感劳累。年老肾气亏虚，固摄无力，则夜尿频多。津液难以上承，则口干明显。舌红少津、苔薄黄糙乃胃阴亏虚的表现。

治法治则：养阴益胃，行气消痞。

处方：养阴益胃汤化载。太子参15g，梅花6g，炒蒺藜15g，预知子15g，佛手10g，玫瑰花6g，炒枳壳15g，生麦芽15g，炒鸡内金9g，甘草15g，桑螵蛸9g。7剂，水煎服，日1剂，早晚分服。

4月15日二诊：患者诉服药后腹胀好转明显，遂自行原方继续服用1周。药后腹胀瘥，仍尿频，伴双下肢浮肿、按之凹陷，夜尿每日2~3次，大便每日1~2次，舌红少津，脉弦滑。

处方：太子参15g，梅花6g，预知子15g，佛手10g，玫瑰花6g，炒枳壳15g，生麦芽15g，炒鸡内金9g，甘草3g，生白术15g，炒白芍15g，芡实15g。7剂，水煎服，日1剂。

之后患者未来诊，电话随访，患者诉药后胃脘胀满未发，尿频及双下肢浮肿好转。

【**按语**】痞满病名首见于《伤寒论》，张仲景明确指出："满而不痛者，此为痞。"明代张景岳将痞满分为虚实两端："凡有邪有滞而痞者，实痞也；无物无滞而痞者，虚痞也。有胀有痛而满者，实满也；无胀无痛而满者，虚满也。实痞实满者，可消可散；虚痞虚满者，非大加温补不可。"该患者平素脾胃虚弱，又因饮食不节，食积内停，阻滞中焦气机而发为痞满。病性辨为虚实夹杂，故治疗上补消并用。以养阴益胃汤为基础方，滋阴和胃，消痞止痛，同时加用麦芽、鸡内金消食导滞，理气宽中。因患者年过五旬，肾脏虚弱，下焦固摄功能减退而出现尿频、夜尿增多，遂加桑螵蛸固精缩尿。复诊时痞满症状消失，反出现双下肢浮肿等，遂予补益脾肾、利水消肿治疗。

综上，临床上一定要注重辨虚实。虚痞多因脾胃气虚或胃阴不足所致，症见饥饱均满、食少纳呆、大便溏薄等。实痞多因外邪所犯、食滞内停、痰湿中阻所致，症见痞满能食、食后尤甚，伴便秘、口中异味、舌苔厚腻等。治疗上虚证重在健脾益气或养阴益胃，实证可予消食导滞、化痰除湿、清热祛湿等法，虚实夹杂宜消补并用。

案二

方某，女，44岁。初诊时间：2020年3月18日。

主诉：反复胃脘部疼痛3年余。

诊查：患者诉反复胃脘部疼痛，隐痛为主，喜按，偶尔恶心，无呕吐，无反酸，晨起口干口苦，自觉口臭，大便偏干，小便无殊，五心烦热，纳眠可。舌红，苔薄，脉细数。

中医诊断：胃脘痛（肝胃阴虚）。

西医诊断：慢性萎缩性胃炎。

辨证分析：胃阴不足，失于濡养，胃络不和，则胃脘部隐隐作痛。胃失和降，胃气上逆，则恶心。肝胃不和，润运不畅，则口干口苦。虚火上炎，郁热上攻，则口臭。阴虚津少，肠道失润，故大便干结。五心烦热、舌红、苔薄、脉细数均为肝胃阴虚表现。

治法治则：养阴益胃，和中止痛。

处方：太子参15g，八月札15g，绿梅花6g，玫瑰花6g，佛手10g，厚朴花9g，炒黄芩15g，干姜3g，蒲公英30g，娑罗子15g，炒枳壳15g，甘草5g，炒白术12g。7剂，水煎服，日1剂，早晚分服。

3月25日二诊：口臭较前好转，时有呃逆，大便偏稀。舌红暗胖裂，少苔，脉滑细。

处方：炒党参15g，八月札15g，绿梅花6g，玫瑰花6g，佛手10g，厚朴花9g，炒黄芩15g，炮姜3g，娑罗子15g，炒枳壳15g，甘草5g，炒白术12g，砂仁6g。7剂，水煎服，日1剂，早晚分服。

药后患者胃脘部疼痛明显减轻，唯饮食不慎时发作。

【**按语**】胃痛多由外感邪气、饮食内停、情志不畅、脾胃虚弱等引发。《景岳全书·杂症谟·心腹痛》指出："痛有虚实……辨之之法，但当察其可按者为虚，拒按者为实；久痛者多虚，暴痛者多实；得食稍可者为虚，胀满畏食者为实；痛徐而缓，莫得其处者多虚，痛剧而坚，一定不移者为实；痛在肠脏中，有物有滞者多实，痛在腔胁经络，不干中脏而牵连腰背，无胀无滞者多虚。”初期多实，可予散寒、消食、清热、祛湿、活血等法，行气导滞，和胃止痛；久病多虚，可予温中补虚、养阴益胃等法。叶天士特别主张要养胃阴，和胃络，提出了“胃为阳明之土，非阴柔不肯协和”，以及胃痛“久病入络”的观点。因此，临床治疗胃病时，无论是实还是虚，都要注重固护胃阴。因胃痛常呈慢性发作，病程中每见血瘀之证，应重视活血祛瘀药的运用。具体治疗方药应根据基本证候，结合兼症，全面考虑，恰当选用。

案三

郭某，男，82岁。初诊时间：2020年6月17日。

主诉：右腹隐痛4年余。

诊查：患者4年前无明显诱因出现右腹部隐痛，伴神疲乏力，胃纳欠佳，夜寐一般，冬天易便秘。既往有胃溃疡病史，舌红绛，苔少，脉弦滑。

中医诊断：腹痛（脾胃阴虚）。

西医诊断：胃溃疡。

辨证分析：脾胃阴虚，胃络失养，气血不和，则腹部隐痛、胃纳不佳。中焦不运，气血生化无源，周身失养，清明之府失于充养，则神疲乏力。阴津亏虚，肠道失润，故便秘。舌红绛、苔少、脉弦滑均为脾胃阴虚的表现。

治法治则：养阴益胃，和中止痛。

处方：厚朴花6g，绿梅花6g，佛手片10g，预知子15g，天冬10g，麦冬10g，酒白芍15g，合欢皮30g，茯神30g，生白术15g，黄芪15g，炙甘草6g，蒲黄10g，五灵脂10g（包煎）。7剂，水煎服，日1剂，早晚分服。

7月1日二诊：患者诉腹痛较前改善，但偶感腹胀，仍感乏力，胃纳改善，舌红裂，苔薄，脉滑。

处方：太子参15g，梅花6g，玫瑰花6g，厚朴花6g，酒白芍15g，预知子15g，茯苓30g，茯神30g，百合20g，砂仁6g（后下），淮小麦30g。7剂，水煎服，日1剂，早晚分服。

药后患者腹痛减轻，无腹胀、劳作后乏力，胃纳二便可。

【**按语**】腹痛的性质有寒热虚实之分，实痛一般表现为疼痛拒按，来势急剧；虚痛一般表现为痛势绵绵，喜揉喜按，痛而无形。正如《寿世保元·腹痛》所指出的："治之皆当辨其寒热虚实。随其所得之证施治。若外邪者散之，内积者逐之；寒者温之，热者清之；虚者补之，实者泻之；泄则调之，闭则通之；血则消之，气则顺之；虫则追之，积则消之，加以健理脾胃，调养气血，斯治之要也。"本案患者以隐痛为主，病程日久，符合虚痛的特点，结合既往有胃溃疡病史及舌脉均表现为一派脾胃气阴两虚证候，故治疗上不妄投滋腻养阴之品，而是选用平和轻清之物渐复阴津，调拨气机。因脾胃娇柔，久病尤甚，初投滋腻大补之品恐适得其反，会加重中焦负担，气阴难复，故选用力量较为平和的花类药滋阴养胃，理气宽中；配伍味甘柔润、性偏苦寒的天冬、麦冬滋养胃阴，生津止渴，兼清胃热；黄芪、白术善入脾胃，为补中益气之要药；芍药、甘草酸甘化阴，缓急止痛。标本兼顾，重在治本。

八、加味泻心汤

【名称】加味泻心汤。

【组成】党参9g，酒黄芩15g，炒黄连3g，高良姜9g，干姜6g，炙甘草6g，姜半夏10g，醋香附9g，积雪草20g，浙贝母10g，大枣3个。

【功效】调和肝脾，寒热平调，制酸止痛，消痞散结。

【主治】痞证。

【思路来源】临床上急慢性胃肠炎、慢性结肠炎、慢性肝炎、早期肝硬化等，因疾病复杂多变，常非单一因素，如风、寒、湿、热、饮食、情志、外感内伤所致，往往多种因素并举，如寒热杂糅、久病中虚、中气虚弱、寒热错杂等，临床可见胃痛、心下痞、但满而不痛、嗳气吞酸或呕吐、肠鸣下利、舌苔腻而微黄等。

半夏泻心汤为《伤寒论》仲景原方，用于小柴胡汤误下致痞，为治疗胃强脾弱痞、寒热错杂痞、虚实错杂痞的经典方剂。半夏泻心汤证往往伴有“痞、呕、鸣、利”四大主症，典型的方证特点就是呕痞利综合征，病机为脾胃气虚，热壅气滞，治宜甘温益气，苦降辛开。加味泻心汤是在半夏泻心汤辛开苦泻的基础上加醋香附、高良姜、积雪草、浙贝母4味药而成。香附历来有“气病之总司，女科之主帅”之美名，醋制以后疏肝解郁、行气宽中之功更强；高良姜温胃止呕，散寒止痛，符合半夏泻心汤原方“降阳和阴、平调寒热、散结除痞”之意；浙贝母散结，消瘀血，制酸；联合积雪草清利湿热，共同达到和胃之用。全方具有调和肝脾、寒热平调、制酸止痛、消痞散结之功。

【方解】姜半夏苦辛燥，散结除痞，降逆和胃为君药。黄连、黄芩苦寒清降，泄热开痞；干姜辛热，温中暖脾胃止呕，三者共为臣药，可寒热平调，辛开苦降。党参、大枣甘温，补脾气以和中，生津液，既可防黄芩、黄连之苦寒伤阳，又可制约半夏、干姜之辛热伤阴。陈皮理气燥湿；积雪草、浙贝母偏于清热利湿制酸，又可活血散瘀结，共为佐药。甘草补脾和中，调和诸药为使。

【方药加减】在半夏泻心汤的基础上，根据不同疾患和临床症状表现加减化裁形成其类方，分别为养阴泻心汤、疏肝和络泻心汤、泻心安神汤、通腑泻心汤等。

1.养阴泻心汤

主治胃阴虚伴痞满，症见倦怠无力、食欲不振、烦热、口渴、口干咽燥、舌红少苔、脉细数等，用半夏泻心汤合益胃汤加减，取滋阴养胃之品，如白芍、甘草、玉竹、生地黄、沙参、麦冬等，是为养阴泻心汤。

2.疏肝和络泻心汤

主治肝气不舒犯胃，影响脾胃枢机者，或胃痛连及胁痛不舒者，前者可加柴胡、八月札、绿萼梅、佛手、香橼、柴胡、陈皮、枳实、青皮等为疏肝泻心汤；后者可加丹参、川楝子、丝瓜络、柴胡、香附等，为和络泻心汤。

3.泻心安神汤

主治脾胃湿热伴痞满，症见胃脘疼痛、痛势急迫，痞闷灼热，口干口苦，口渴而不欲饮，身重倦怠，纳呆恶心，小便色黄，大便不畅，舌苔黄腻，脉滑数，以及痰热上扰心神伴失眠、夜寐多梦等。其方义取"卧不和则胃不安"之说，多以清中汤（黄连、山栀、陈皮、茯苓、半夏、草豆蔻仁、炙甘草）、温胆汤（半夏、竹茹、枳实、陈皮、甘草、茯苓、生姜、大枣）合泻心汤加减，再加消食化积之品如麦芽、谷芽、神曲、焦山楂、炒鸡内金、鸡屎藤等，以和胃安神。

4.通腑泻心汤

主治湿热黄疸、胆腑瘀热等胆道疾病，症见往来寒热、胸胁苦满、呕不止、郁郁微烦、心下痞硬或满痛、大便秘结或协热下利、舌苔黄、脉弦有力等，以半夏泻心汤合茵陈蒿汤或大柴胡汤加减，可加大柴胡、茵陈、大黄、栀子、郁金、广金钱草、姜黄等用量，以通腑泄热，清肝利胆，故名为通腑泻心汤。

【验案】

案一

朱某，女，71岁。初诊时间：2020年1月1日。

主诉：胃脘部胀满不适1周。

诊查：患者1周前因生气后出现胃脘部胀痛不适，休息后未缓解，患者未就诊。现胃脘部胀满，神疲乏力，腹部胀，胃纳欠佳，泛酸，偶有恶心感，无呕吐，睡眠欠安，夜寐多梦，二便调，口干口苦，舌体点刺，舌苔白腻，脉滑细。平素有胃痛病史，易急躁上火，贪食生冷则胃部疼痛不适。

中医诊断：痞证（寒热错杂）。

西医诊断：慢性胃炎。

辨证分析：患者素有胃脘部疼痛病史，贪食生冷，脾胃阳气受损。患者情绪波动，肝郁化火，肝气犯胃，故胃脘疼痛再发。病机主要是寒热互结，气机壅滞。肝火上炎，故口干口苦；肝郁气滞，肝胆疏泄失职，故泛酸；肝气犯胃，故腹部胀、胃纳欠佳；胃脘不适影响睡眠，故神疲乏力。舌体点刺、舌苔白腻、脉滑细均为寒热错杂的表现。

治法治则：辛开苦降，和胃消痞。

处方：炒党参15g，姜半夏10g，炒黄连5g，酒黄芩15g，干姜6g，制吴茱萸3g，煅瓦楞子15g，炙甘草3g，草豆蔻9g（后下），浙贝母15g，蒲公英30g，陈皮15g，柴胡9g，佛手10g。7剂。

1月8日二诊：药后胃脘不适较前好转，心烦急躁仍存，睡眠可，二便调，舌红，苔薄白，脉滑细。

处方：炒枳壳30g，制厚朴9g，柴胡15g，炒黄芩15g，鲜生姜6g，砂仁6g（后下），陈皮15g，娑罗子15g，煅瓦楞子15g，玫瑰花9g，制香附12g，浙贝母15g，姜半夏10g，红枣6g。7剂，水煎服，日1剂。

【按语】胃痛是指以上腹胃脘部两侧肋骨下缘连线以上至剑突下，近心窝处疼痛为症状的病证，中青年多见，易反复发作，常与饮食、情志、气候、劳累及服用部分有损脾胃药物等因素相关。本病错综复杂，常多种情况并见，如寒热交织，胃失和降；胃阴不足，瘀血内阻，肝气犯胃等。加味泻心汤由半夏泻心汤加味而成，在寒热平调、辛开苦降、和胃消痞的基础上加吴茱萸疏肝下气，温胃止呕；加浙贝母、瓦楞子清热散结，制酸止痛；加陈皮理气燥湿，以助于缓解胃脘部胀痛不适、嗳气泛酸，以及舌体点刺、舌苔白腻、脉滑数等寒热错杂之证。该案患者为女性，平素有胃痛病史，易急躁上火，贪食生冷则胃部疼痛不适。从舌苔、脉象看，考虑为寒热错杂型胃痛，故予加味泻心汤加减，同时加大疏肝泻火之力。肝郁气滞，易致胃失和降，故加佛手、柴胡疏肝和胃，蒲公英清热泻火，草豆蔻行气醒脾。二诊胃痛明显减轻，但肝郁气滞症状仍明显，故着重疏肝调畅情志，用玫瑰花、制香附、娑罗子、砂仁活血理气；去苦寒的黄连、补气的党参，予炒枳壳、制厚朴、陈皮燥湿行气，健脾消食。经过调理，患者胃痛未再犯，饮食增进，情绪、睡眠均改善。

半夏泻心汤是一张通调肠胃气血之方，可广泛用于胃肠疾病，如胃痛、痞满、黄疸等，取其调畅脾胃升降气机之用。清代名医黄元御在《四圣心源》一书中曾着力论述了维持脾胃升降之枢平衡在内科杂病治疗中的重要作用。他认为，阴阳五行的升降秩序，如其“天人解”中所说：“祖气之内，含抱阴阳，阴阳之间，是谓中气。中者，土也。土分戊己，中气左旋，则为己土；中气右旋，则为戊土……戊土为胃，己土为脾。己土上行，阴升而化阳，阳升于左，则为肝，升于上，则为心；戊土下行，阳降而化阴，阴降于右，则为肺，降于下，则为肾。肝属木而心属火，肺属金而肾属水。是人之五行也。”又云：“清浊之间，是谓中气。”中土脾胃为阴阳之气的枢纽，清气上升，浊气下降，是其常。一旦中土不安，胃土当降而不降，脾土当升而不升，就会出现阴阳五行乖乱之局。黄元御云：“中气者，阴阳升降之枢轴，所谓土也……水、火、金、木，是名四象。四象即阴阳之升降，阴阳即中气之浮沉。分而名之，则曰四象；合而言之，不过阴阳。分而言之，则曰阴阳；合而言之，不过中气所变化耳。”半夏泻心汤辛开苦降，燥湿健脾，可除盘踞中焦之湿浊，促进气机之运行。正是因为《素问·玉机真脏论》所云“脾为孤脏，中央土以灌四旁”，其特殊的作用，使得祛湿必健脾，方能调理气机；湿浊运化，气机运行，中焦升降有序，则其余五脏六腑均可正常发挥生理功能，使人体气血流畅，身体强健，病患自然逃遁无踪。

案二

姚某，女，55岁。初诊时间：2010年9月13日。

主诉：胃脘胀满及少腹胀两年余。

诊查：整日胃脘、少腹胀满，不敢多吃，偶有泛酸嗳气，无腹痛腹泻，夜寐一般，易醒，醒后难入睡，胃纳尚可，大便3天一行、难解，面色不华。舌偏紫，苔薄白，脉沉弦。7月2日胃镜示：慢性浅表性胃窦炎。病理示：（胃窦）浅表黏膜中度慢性炎，伴轻度活动性炎及轻度肠化，小灶腺体萎缩，幽门螺杆菌（+）。

中医诊断：痞证（虚实夹杂）。

西医诊断：慢性胃窦炎。

辨证分析：胃脘胀满多实证，少腹胀满多虚证；饭前胀满多虚证，饭后胀满多实证。患者胃脘胀满及少腹胀两年余，故辨证胃虚实夹杂之证。舌偏紫、苔薄白、脉沉弦均为虚实夹杂的表现。

治法治则：补中健脾，理气除痞。

处方：炒党参15g，姜半夏10g，炒黄连5g，酒黄芩15g，干姜6g，制吴茱萸3g，煅瓦楞子15g，炙甘草3g，白豆蔻9g（后下），浙贝母15g，积雪草30g，白花蛇舌草15g，姜厚朴9g，木香10g。7剂，水煎服，日1剂。

9月20日二诊：胃脘胀满及少腹胀均减轻，大便一天一行，舌脉如前。守一诊方7剂，水煎服，日1剂。

9月27日三诊：胃脘胀、少腹胀继续减轻，但上周末饮食不慎又引起胃脘胀，大便量少、一天一行，睡眠少。舌偏紫，苔薄中腻，脉沉弦。上方去白花蛇舌草、吴茱萸、瓦楞子，加神曲10g，谷芽15g，麦芽15g。7剂，水煎服，日1剂。

10月5日四诊：药后上症明显减轻，但遇心情不佳时又发作，大便日解，睡眠不佳。舌淡红，脉细沉。

处方：炒党参15g，姜半夏10g，炒黄连5g，酒黄芩15g，干姜6g，炙甘草3g，白豆蔻9g（后下），浙贝母15g，积雪草30g，神曲10g，谷芽15g，麦芽15g，姜厚朴9g，木香10g，槟榔10g，大腹皮15g，酸枣仁15g，合欢皮15g。7剂。

药后随访，胃脘胀满、少腹胀未再发生，睡眠亦改善。

【按语】痞满者，《诸病源候论》指出："痞者与否同，不通泰也。"《证治准绳》概括其临床症状为"胀在腹中，痞在心下。胀有形，痞无形"。《景岳全书》更是提出其定义和辨证治法在于虚实二字。云："痞者痞塞不开之谓，满者胀满不行之谓。盖满则近胀，而痞则不必胀也，所以痞满一证，大有疑辨，则在虚实二字。凡有邪有滞而痞者，实痞也，无物无滞而痞者，虚痞也。有胀有痛而满者，实满也；无胀无痛而满者，虚满也。实痞实满者，可散可消；虚痞虚满者，非大加温补不可。此而错用，多致误人。"关于痞证之治《金匮要略·呕吐哕下利病脉证治》云："伤寒五六日，呕而发热者，柴胡汤证具，而以他药下之，柴胡证仍在者，复与柴胡汤。此虽已下之，不为逆，必蒸蒸而振，却发热汗出而解。若心下满而硬痛者，此为结胸也。大陷胸汤主之。但满而不痛者，此为痞，柴胡不中与之，宜半夏泻心汤。”又云：“呕而肠鸣，心下痞者，半夏泻心汤主之。”可见，以半夏泻心汤为主方是治疗痞证的首选方案。实证多用理气法、降气法，虚证多用补脾法、纳气法。该患者辨为虚实夹杂之证，故方用加味泻心汤补中健脾，理气除痞。二诊胃脘胀满及少腹胀均减轻，故谨守原方。脾胃病与饮食、情志关系密切，故饮食不慎、心情不佳均可引起痼疾复发。诊方之精华，在于气血调畅，其病遂安。

案三

刘某，男，46岁。初诊时间：2017年7月1日。

主诉：头晕1个月有余。

诊查：患者1个月前劳累后出现头晕、昏沉不适、记忆力减退、眼睛模糊，伴耳鸣、双手麻木、晨起口苦，偶有口干、腹胀，困倦乏力，四肢怕冷，双侧膝关节疼痛，活动后稍缓解。纳食一般，夜眠差，入睡困难，二便尚调，无心烦，无恶心、呕吐，舌质暗、边有齿痕，苔腻略黄，脉弦滑。既往有高血压病史。

中医诊断：眩晕（痰蒙清窍）。

西医诊断：高血压3级。

辨证分析：患者过度劳累，损伤脾胃，则聚湿生痰，蒙蔽清窍，使神明被扰，神机失用，故头晕、昏沉不适，记忆力减退；脾失健运，故腹胀、纳食欠佳、困倦乏力；痰浊阻滞气血运行，故耳鸣、双手麻木、四肢怕冷、双侧膝关节疼痛。舌质暗、边有齿痕，苔腻略黄，脉弦滑为痰浊蒙窍之象。

治法治则：调和脾胃，祛痰化湿。

处方：加味泻心汤化裁。党参9g，酒黄芩15g，炒黄连5g，干姜6g，炙甘草6g，姜半夏10g，炒白术15g，茯苓15g，醋香附9g，积雪草20g，浙贝母10g，天麻15g，钩藤15g（后下）。7剂，水煎服，日1剂。

7月8日二诊：头晕、健忘、胃脘胀满及少腹胀、口苦口干均减轻，睡眠稍差，大便一天一行，舌质暗、边有齿痕，苔腻略黄，脉弦滑。前方去醋香附，加川楝子15g，当归15g，生地黄15g，百合10g。7剂，水煎服，日1剂。

后随访，诸症明显改善。

【**按语**】严用和在《重订严氏济生方·眩晕门》中指出：“所谓眩晕者，眼花屋转，起则眩倒是也。”指出眩晕是以头晕、眼花甚则视物旋转，如坐舟船为主要临床表现的一类病证。眩即眼花，晕即头晕，两者常同时并见，故统称为“眩晕”。轻者闭目可止，重者如坐车船，旋转不定，不能站立，或伴恶心、呕吐、汗出、面色苍白等症。现在多认为与情志、饮食内伤、体虚久病、失血劳倦及外伤、手术等有关，风、火、痰、瘀上扰清空或精亏血少，清窍失养为基本病机。《伤寒杂病论》中用泽泻汤及小半夏加茯苓汤治疗痰饮引起的眩晕。《丹溪心法·头眩》指出：“头眩，痰夹气虚并火，治痰为主，夹补气药及降火药。无痰不作眩，痰因火动，又有湿痰者，有火痰者。”后世徐春甫的《古今医统·眩晕审三虚》进一步丰富了此类观点，提出因人制宜：“肥人眩运，气虚有痰；瘦人眩晕，血虚有火；伤寒吐下后，必是阳虚。”当前头晕患者临床多见，以年纪划分，年轻人多以脾胃不和、痰湿上泛为主，老年人多以肝脾不调、肝阳上亢为主。当代年轻人工作压力大，饮食不规律，喜食冷饮，暴饮暴食，长此以往会导致脾阳受损，中焦运化功能失司。老年人虽然注重养生，饮食尚规律，但年老之人脾胃功能较差，肝阳易上亢。加味泻心汤由半夏泻心汤加天麻、钩藤、白术、醋香附、积雪草、浙贝母等而成。半夏泻心汤辛开苦降，内调脏腑；白术、积雪草、浙贝母清热燥湿，化中焦痰浊，使清气得升，浊气得降，肝气疏达，不至痰浊上蒙清窍；天麻、钩藤清肝热，养肝血，息肝风，使肝阳不得浮亢，两者合用，标本兼治。二诊去香燥之香附，加川楝子疏肝不伤阴血，并与当归、生地黄、百合着重清心除烦，养血安神。

九、加味六味汤

【名称】加味六味汤。

【组成】生地黄15g，熟地黄15g，山药15g，山茱萸15g，泽泻10g，茯苓15g，牡丹皮9g，白花蛇舌草20g，薏苡根15g，牛膝10g。

【功效】滋阴补肝肾，清利湿热。

【主治】肾阴不足、湿热内蕴之慢性肾脏疾病，泌尿系统疾病，腰痛等。

【思路来源】加味六味汤由六味地黄丸加味而来。六味地黄丸乃宋代著名儿科医家钱乙创立，由《金匮要略》崔氏八味丸所化裁而来，其中除去桂枝、附子，独留熟地黄、山药、山茱萸、泽泻、茯苓、牡丹皮，针对肾阴不足，专司滋补肾阴之用，具有滋养精血、强健腰膝之用。《何氏虚劳心传》对六味地黄丸有这样的评价："宋钱仲阳用此方治小儿齿迟语迟、脚软行迟、囟门不合、阴虚发热诸症，以皆属肾虚，缘小儿稚阳纯气，故以仲景八味丸去桂附，而但补其真阴，随手辄效。明·薛立斋因之悟大方阴虚，用丹溪补阴法不效，以此代之立效。薛氏加减之法甚多，即如本方去泽泻加黄芪，以合养血之奇。盖为发热作渴，小便不调，理无再竭，故去泽泻。又入生脉散，以生金滋水，虚则补母之义，复合异功散以崇土生金，兼母之外家而补之，更其名曰人参补气汤。加减变化无穷，真如游龙戏海之妙，举一为例，学人当善悟其法，而以意通之，则不可胜用矣。赵养葵《医贯》一书，得力于《薛氏医案》，而益阐其义，触处旁通，外邪杂病，无不贯摄，而六味之用益广。"据此医论，在六味地黄汤的基础上加入祛风活血、利湿泄热、滋养肾府气血之品，治疗各种复杂性肾病，效如桴鼓。

【方解】药物组成中的六味地黄丸选自宋代太医钱乙所著的《小儿药证直诀》卷下地黄丸方。熟地黄八钱，山茱萸、干山药各四钱，泽泻、牡丹皮、白茯苓（去皮）各三钱。上为末，炼蜜为丸，如梧桐子大。每服三丸，空心温水化下。且云："肺病春见，肺胜肝，当补肾肝，治肺脏。肝怯者，受病也，补肝肾，地黄丸。”“地黄丸治肾怯失音，囟开不合，神不足，目中白睛多，面色皖白等”，以及肝、肾、筋、骨等痟证。本方重用熟地黄滋阴补肾，填精益髓，为君。山茱萸补养肝肾，并能涩精；山药补益脾阴，亦可固精，共为臣；三药相配，滋养肝、肾、脾，为“三补”。配伍泽泻利湿，以泄肾浊，防熟地黄滋腻之性；牡丹皮清泻相火，并制山茱萸之温涩；茯苓淡渗利湿，助山药之健运。三药为“三泻”，渗湿浊，清虚热，均为佐药。配伍特点为三阴并补，以补肾为主；三补三泻，以补为主。

加味六味汤以地黄丸为基础，选生熟地黄滋阴补肾，填精益髓；白花蛇舌草祛风湿，活血利湿共为君药。山茱萸补养肝肾而涩精，山药补益脾阴而固肾，牛膝补肝肾而强筋骨，三者共为臣药。泽泻利湿而泄肾浊，茯苓淡渗健脾化湿均为佐药。薏苡根、牡丹皮祛风利湿，清泄虚热，活血化瘀为使药。诸药合用，共奏滋补肾阴、祛风活血利湿之效，主治肾阴不足、湿热内蕴的慢性肾脏疾病及泌尿系统疾病和腰痛等。

【方药加减】以加味六味汤为基础辨证论治，又可加减化裁出许多变方，亦称加味六味汤类方。如加味六味汤加一贯煎化裁成六味疏肝汤，此外还有六味清骨汤、六味安淋汤、六味固肾汤、六味阴阳双调汤等。

1.六味疏肝汤

生地黄15g，熟地黄15g，山药15g，山茱萸15g，泽泻10g，茯苓15g，牡丹皮9g，白花蛇舌草20g，薏苡根15g，牛膝10g，北沙参15g，麦冬15g，当归20g，枸杞子10g，川楝子12g。主治阴虚肝郁、胁肋胀痛、胃脘疼痛、咽干口燥等。

2.六味清骨汤

本方由《证治准绳》之清骨散合加味六味汤化裁而成，药物组成为银柴胡、鳖甲、青蒿、地骨皮、知母、胡黄连、秦艽、甘草等，功能滋阴潜阳，清骨透热。主治阴虚内热，骨折发热，骨蒸劳热，头晕耳鸣，腰膝酸软，盗汗遗精，低热日久不退，形体消瘦，唇红颧赤，困倦盗汗，或口渴心烦。方中银柴胡清骨髓之热，治虚劳之骨蒸；地骨皮、胡黄连、知母均入阴分，清伏热于里；青蒿、秦艽具辛散之功，能宣内伏之热而出于表；鳖甲滋阴潜阳，补益肝肾，引诸药入里；甘草调和脾胃，以免寒凉滋腻之味损伤脾胃之气。诸药合用，一清在内骨蒸之热，二透伏热从外而解，三滋肾填阴，治阴虚之本。

3.六味安淋汤

本方由萆薢渗湿汤合加味六味汤化裁而来，药物组成为萆薢、薏苡仁、黄柏、茯苓、牡丹皮、泽泻、滑石、通草等，主治肾阴亏虚、夹杂湿热之淋证。症见小便频繁量少、尿道灼热疼痛、排便不利、小腹急痛等。方中萆薢苦平为君，利湿分清去浊；薏苡仁、茯苓健脾益气利湿，培土固本，助中焦运化升降；滑石甘淡质润，渗湿利窍，性寒质重，清热降泻，利尿通淋；泽泻清热渗湿，利水不伤阴液；黄柏苦寒，清热燥湿，专除下焦湿热；牡丹皮苦微寒，入血分，清热凉血止血，活血散瘀消痈；通草清热利水，以通为用，配滑石引邪。

4.六味固肾汤

本方由加味六味汤、精锁固精丸合春泽汤化裁而成，药物组成为芡实、金樱子、人参、附子、茯苓、泽泻、猪苓等，主治肾阳不足、肾精不固之遗精、滑精，小儿纯阳不足、胎元不充而致遗尿等。方中芡实、金樱子收敛固涩，固精止遗；人参、附子益肾温肺，使气血流畅，肺不失宣降，肾精得藏；茯苓、泽泻、猪苓泻浊水，清湿热，使肾精不得邪扰。

5.六味阴阳双调汤

本方在加味六味汤的基础上加入温肾壮阳之品，阴阳双补，主治疾病日久导致的阴阳俱虚之证。本方取明代医家张景岳《新方八略引》之“善补阳者，必于阴中求阳，则阳得阴助而生化无穷；善补阴者，必于阳中求阴，则阴得阳升而泉源不竭”之意，临床可制成膏方或丸剂久服。补阴之品以六味为先（熟地黄或生地黄、山茱萸、山药、茯苓、牡丹皮、泽泻），可酌加石斛、麦冬、天冬、南北沙参、太子参、当归、白芍、龟甲胶、鳖甲胶等；温阳之品如仙茅、淫羊藿、巴戟天、肉苁蓉、附子（黑顺片）、红参、桂枝、肉桂、菟丝子等。

【验案】

案一

宣某，女，85岁。初诊时间：2020年1月8日。

主诉：腰背部疼痛，双下肢浮肿，夜间小腿抽筋，口干，伴肠鸣矢气，胃纳可，睡眠一般，夜尿3次，大便如常，面色微黄，舌暗，苔白微黄糙，脉细数。

中医诊断：水肿（肝肾阴虚）。

西医诊断：慢性肾小球肾炎。

辨证分析：双下肢浮肿、腰背部疼痛、夜间小腿抽筋乃肝肾不足，精血不得濡养筋脉；口干多属阴亏，阴液不得上承故口干。舌暗、苔白微黄糙、脉细数提示兼有湿热。

治法治则：滋阴补肝肾，清利湿热。

处方：加味六味汤化载。熟地黄15g，炒山药15g，牡丹皮6g，茯苓30g，泽泻10g，酒萸肉15g，砂仁6g（后下），陈皮15g，制狗脊15g，薏苡根30g，甘草3g，桑寄生30g，伸筋草30g，牛膝15g，附子6g（先煎），水蛭粉3g（吞）。14剂，水煎服，日1剂。

1月20日二诊：腰仍酸痛，但较前稍减，口唇发干，双下肢浮肿稍减，但伴皮肤瘙痒、麻木，夜尿频3~4次，足后跟疼痛，下肢抽筋较前好转，纳眠可，小便色黄，大便调，舌暗，苔薄糙，脉细。继续加味六味汤化裁。

处方：熟地黄15g，炒山药15g，牡丹皮6g，茯苓30g，泽泻10g，酒萸肉15g，砂仁6g（后下），陈皮15g，制狗脊15g，薏苡根30g，甘草3g，桑寄生30g，伸筋草30g，牛膝15g，附子6g（先煎），蝉蜕6g。14剂，水煎服，日1剂。

3月16日三诊：尿中泡沫较前减少，偶尔左侧手臂麻木，腰痛减轻，偶有足跟酸疼，双下肢浮肿明显消退。舌暗胖，苔薄，脉细。

处方：熟地黄15g，炒山药15g，牡丹皮6g，茯苓30g，泽泻10g，酒萸肉15g，厚朴6g，陈皮15g，制狗脊15g，薏苡根30g，甘草3g，桑寄生30g，伸筋草30g，牛膝15g，蝉蜕6g，木瓜6g，车前草30g。14剂，水煎服，日1剂。

【按语】水肿是因感受外邪，饮食失调，或劳倦过度等使肺失宣降，脾失健运，膀胱气化失常，导致体内水液潴留，泛滥肌肤，以头面、眼睑、四肢、腹背甚至全身浮肿为特征的一类病证。其病因有内外两端。外因为风邪外袭，疮毒浸淫，水湿浸渍，致肺失通调，脾气受阻；内因为饥饱劳倦，伤及脾胃，或久病房劳伤及肾元，导致脾失传输，肾失开阖而成水肿。病理变化为风邪外袭，内舍于肺，肺失宣降，水道不通，以致风遏水阻，风水相搏，流溢肌肤。肌肤因痈疡疮毒未能清解消退，疮毒内归脾肺，导致水液代谢受阻，溢于肌肤。水湿之气内侵，或平素饮食不节，多食生冷，使脾为湿困，水湿不运而泛于肌肤。湿热久羁，或湿郁化热，中焦脾胃失去升清降浊之能，三焦为之壅遏，水道不通故而水肿。该患者为老年病人，精血虚弱，脾胃功能下降，气血运化不足，久而肝血亏虚，肾精衰弱。肝血亏虚，不能濡养筋脉，故抽筋、麻木、乏力、腿酸；肾精亏虚，不能生髓充骨，故腰膝酸软、骨痛脚软。治以滋养精血，强健筋骨。年老脾胃虚弱，久病气机失和，易气滞血瘀，痰湿内阻，气血壅滞郁而化火，又与湿浊相搏，故兼湿热夹杂之象，方用加味六味汤化载。一诊用六味地黄丸加砂仁、陈皮等理气燥湿，健脾胃；加薏苡根、伸筋草清利湿热，使精血得滋，气血得利。后续变方不远上法，狗脊祛风健筋骨，木瓜化湿疏筋骨，车前草清热利湿，蝉蜕祛风清热解痉。诸药合用，共奏滋阴补肝肾、清利湿热之功。

案二

范某，男，57岁。初诊时间：2019年12月2日。

主诉：反复尿频尿急5年余。

诊查：患者5年前无明显诱因下出现尿频、尿不尽，每日夜尿4~5次，无尿痛、尿道灼烧感。项颈筋脉拘急，右小腿静脉曲张，舌红，苔薄黄腻，脉细滑。B超示前列腺肥大，既往高血压病史10余年，血压最高150/90mmHg，口服压氏达、替米沙坦治疗，血压控制一般。

中医诊断：尿频（湿热下注，气虚不摄）。

西医诊断：前列腺炎；高血压1级。

辨证分析：湿热蕴结膀胱，而致气化不利，排尿失常，故尿频，尿急，尿不尽感。舌红、苔薄黄腻、脉细滑提示内有湿热。

治法治则：滋阴补肝肾，清利湿热。

处方：加味六味汤化载。炒山药15g，山茱萸15g，茯苓30g，泽泻15g，牡丹皮6g，熟地黄15g，石菖蒲10g，土茯苓15g，萆薢15g，柴胡9g，煅龙骨30g（先煎），升麻9g，桑螵蛸10g，乌药6g，木香6g，炒黄柏10g，陈皮15g，黄芪20g。10剂，水煎服，日1剂。

12月16日二诊：尿频、尿急、尿不尽感较前改善，冬季怕冷，纳眠可，夜尿两次，大便无殊，舌红，苔薄黄腻，脉细滑。血压138/98mmHg。

处方：炒山药15g，山茱萸15g，茯苓30g，泽泻15g，牡丹皮6g，熟地黄15g，砂仁6g（后下），石菖蒲10g，萆薢15g，柴胡9g，煅龙骨30g（先煎），升麻9g，桑螵蛸10g，乌药6g，木香6g，炒黄柏10g。7剂，水煎服，日1剂。

12月23日三诊：尿频较前改善，尿急、尿不尽感减轻，纳眠可，大便调，夜尿1~2次，舌暗红嫩，苔薄。血压138/86mmHg。

处方：炒山药15g，酒萸肉15g，茯苓30g，泽泻12g，牡丹皮6g，熟地黄15g，黄芪30g，升麻9g，柴胡9g，菟丝子15g，覆盆子10g，金樱子15g，桑螵蛸9g，益智仁10g，车前子15g，芡实15g，甘草6g。7剂，水煎服，日1剂。

药后尿频、尿急、尿不尽症状好转，纳眠可，夜尿1次，大小便畅通，无其他明显不适。

【按语】前列腺炎属中医学“淋证”“精浊”“白淫”等范畴，多因下焦湿热而致。该患者为老年男性，表现为反复尿频尿急，有前列腺肥大史。一般而言，老年人前列腺炎以肾虚为本，青年人前列腺炎以湿热下注为多。该患者病程长，反复迁延难愈，往往肾虚为本，合并湿热。然湿热极易伤及气阴，导致肾阴不足，肾气亏虚，肾失固摄，膀胱失约，故见尿频尿急诸症。病久往往合并血瘀，甚至血虚，故治疗除清利湿热外，需酌加活血化瘀之品。本病以肾阴亏虚为本，治以清利湿热，活血化瘀，方用加味六味汤化裁。因气滞湿热，故予石菖蒲、土茯苓、革薢、黄柏清利湿热；柴胡、陈皮、乌药、木香舒畅气血，疏肝理气；用大剂量黄芪、升麻补气升阳；桑螵蛸、煅龙骨温肾固精止尿。二诊效不更方，三诊因气滞状况明显改善，故减行气之木香、乌药，增加温肾助阳、收涩敛精之菟丝子、覆盆子、金樱子、车前子等，以减少尿频。

案三

陈某，女，36岁。初诊时间：2020年3月15日。

主诉：反复镜下血尿3年。

诊查：患者3年前因尿路感染出现发热、尿频、尿痛，可见肉眼血尿，检查镜下血尿（+++），经抗生素静滴等治疗1周后诸症退尽，唯遗留尿潜血（+++）。劳累时感排尿涩滞，或尿不尽，或尿频，但症状均不重，未在意。3个月前因感冒，加之工作压力大诸症加重，住院治疗两周症状好转。后先后遍寻诸中医治疗，然情况同前，发热、尿血等症很快缓解，但小便时而不适，尤其是尿潜血难以彻除。近来因尿路感染忧心忡忡，心烦气躁，常茶饭不香，睡眠因之困扰，精神为之不振，体力为之渐衰，小便潜血（++），舌尖边稍红，苔薄白，脉沉弦细。

中医诊断：尿血（膀胱湿热，灼伤血络）。

西医诊断：泌尿系感染。

辨证分析：病程日久，迁延不愈，加之患者忧心重，心烦气躁，属心火有余于上；食欲减退，睡眠不佳，精神不振，肾阴虚耗则气阴不足于下。心火有余，下移脏腑，灼伤下焦，故反复镜下血尿迁延难愈。舌尖边稍红、苔薄白、脉沉弦细均提示膀胱湿热，灼伤血络。

治法治则：清热利湿，止血通淋。

处方：六味安淋汤加减。生地黄15g，熟地黄15g，山药15g，山茱萸15g，泽泻10g，茯苓15g，牡丹皮9g，白花蛇舌草20g，薏苡根30g，牛膝10g，萆薢20g，滑石15g（包），炒黄柏15g，赤苓15g，小蓟15g，炒蒲黄炭15g（包），藕节炭15g。7剂，水煎服，1日1剂。

药后症状消失，临床痊愈。

【按语】淋者首见于《黄帝内经》。《素问·六元正纪大论》称“淋闷”，《金匮要略·五脏风寒积聚病脉证并治》称“淋泌”。关于淋证的症状，最早见于《金匮要略·消渴小便不利淋病脉证并治》。云：“淋之为病，小便如粟状，小腹弦急，痛引脐中。”关于淋证的病机，《金匮要略·五脏风寒积聚病脉证并治》云“热在下焦”。巢元方《诸病源候论·诸淋病候》言：“诸淋者，由肾虚而膀胱热故也。”可见，湿热蕴结下焦，肾与膀胱气化不利为主要病机。血淋乃淋证之一。《诸病源候论·淋病诸候》云：“血淋者是热淋之甚者，则尿血，谓之血淋。”血淋病位主要在膀胱和心肾，与肝脾亦有关。膀胱湿热日久，热伤血络，故见尿中夹血之血淋，表现为小便热涩刺痛，尿色深红。

本病患者为年轻女性，反复镜下血尿3年，初起发热、尿频、尿痛、血尿等，乃膀胱湿热、灼伤血络之证。治以清心利水，益气养阴，止血通淋，引虚火下行，从小便而解。查所用之方，有治阴虚湿热之甘露饮，有治寒热虚实夹杂之泻心汤，亦有三才封髓丹等。此乃心火有余于上，气阴不足于下，灼伤下焦，兼气阴不足之淋证（血淋），故方以六味安淋汤加减。方中加入血淋之要药小蓟，再加止血通淋之炒蒲黄炭、藕节炭，清热利湿，通淋止血，使邪从下焦而出。

十、解郁安神汤

【名称】解郁安神汤。

【组成】姜半夏10g，炒枳壳15g，姜竹茹9g，陈皮15g，甘草6g，茯苓15g，生地黄15g，百合15g，柴胡12g，白芍15g。

【功效】疏肝解郁安神。

【主治】失眠。

【思路来源】失眠属中医学“不寐”范畴。轻者难以入寐，或寐而易醒，醒后难于再寐，或似睡非睡，寐而不安；重者彻夜难眠。不眠的原因较多，如思虑过度，劳伤心脾；或情志失控，所愿不遂；或阳不交阴，水火不济，阴虚火旺；或肝阳扰动；或心胆气虚，脾胃肝胃不和等。饮食不当、更年期、熬夜、压力大等均可导致失眠的发生。多年临床发现，失眠以胆热痰扰为多，且多因情志忧郁、气郁化火、灼津为痰、内扰心胆、心神不安所致。方用解郁安神汤治之，疏肝清热，解郁安神。

【方解】方中半夏辛温，燥湿化痰，和胃止呕；柴胡味苦，微寒，归肝、胆经，可和解表里，疏肝升阳，共为君药。竹茹甘而微寒，清热化痰，除烦止呕；白芍酸而微寒，柔肝平肝，养血调经，敛阴止汗，共为臣药。半夏与竹茹相伍，一温一凉，化痰和胃，止呕除烦之功备；柴胡与白芍相伍，一疏一敛，疏肝柔肝，养血安神之功齐；陈皮辛、苦，温，理气行滞，燥湿化痰；枳实辛、苦，微寒，降气导滞，消痰除痞。陈皮与枳实相合，亦为一温一凉，理气化痰之力增。佐以茯苓健脾渗湿，以杜生痰之源；百合、生地黄清热润泽心肺，除烦热，滋阴血。甘草为使，调和诸药。

【方药加减】解郁安神汤是临床上常用的有效方剂，组方以疏肝解郁、宁心安神为法，根据临症不同，可加减出解郁安神汤类汤，如解郁养血安神汤、解郁养心安神汤、解郁安神止汗汤、解郁调理阴阳汤。

1.解郁养血安神汤

主治心脾两虚所致气血不足之失眠，临床表现为心悸怔忡、失眠健忘、面色萎黄、头昏头晕、肢倦乏力、食欲不振等。气血虚弱可加黄芪、党参、山药、白术、太子参补脾益气，加当归、龙眼肉、熟地黄、酸枣仁、柏子仁、何首乌、鸡血藤养血补心，使气旺血生。脾阳不足，饮食不化，可予干姜、炙甘草温脾健运，予莲子肉、大枣补脾，以资生化之源，予木香、焦山楂、神曲、麦芽、谷芽理气健脾消食。心气不足、心悸怔忡可加浮小麦养心安神。血虚导致血脉不畅，可加丹参、赤芍、鸡血藤、何首乌藤、合欢皮等活血安神。

2.解郁养心安神汤

主治心阴不足或心阳不足所致失眠。心阴不足可见心悸健忘、失眠多梦、大便干燥，并有心烦、善叹息、胁肋胀痛等肝郁之症，予天王补心丹、一贯煎化裁，酌加天冬、麦冬、玄参，助生地黄滋阴清热，生津除烦；当归、人参、五味子、酸枣仁、柏子仁助百合养心安神；川楝子助柴胡疏肝解郁；去半夏，加远志、菖蒲、肉桂、黄连交通心肾。若心阳不足，用薤白、桂枝、淫羊藿、黄芪、当归、炙甘草等宽胸散结，温通心阳。

3.解郁安神止汗汤

本方是在解郁安神汤的基础上增加止汗之品而成。症见潮热盗汗、气虚自汗、黄汗身黏等，又可分为阴虚盗汗、气虚自汗、湿热黄汗等。阴虚内热所致盗汗一般予清热之品，如青蒿、碧桃干、玉竹、知母、糯稻根等；气虚自汗玉屏风散加减，药如黄芪、白术、防风、麻黄根；湿热黄汗予龙胆草、土茯苓、薏苡根、栀子等。

4.解郁调理阴阳汤

主要用于更年期综合征（绝经前后诸证、头目昏眩、胸闷心烦、少寐多梦、烘热汗出、焦虑抑郁、腰酸膝软等）、高血压病、闭经及慢性病见肾阴阳两虚、虚火上扰者。可合二仙汤加减，方中仙茅、淫羊藿、巴戟天温肾阳，补肾精；黄柏、知母泻肾火，滋肾阴；当归温润养血，调理冲任。全方温阳药与滋阴泻火药同用，用于阴阳俱虚于下又有虚火上炎之复杂证候。

【验案】

案一

方某，女，69岁。初诊时间：2019年12月30日。

主诉：夜寐不佳半年余。

诊查：半年前无明显诱因出现入睡困难，眠浅易醒，醒后不易入睡，无梦，无腰膝酸软，无头晕头痛，伴口干明显，夜尿1次，自服安定症状可稍微好转，停药即发。胃纳可，二便调。舌红胖，苔黄腻，脉弦细。高血压10余年，血压146/86mmHg。

中医诊断：不寐（痰火上扰）。

西医诊断：睡眠障碍；高血压1级。

辨证分析：患者不寐半年余，入睡困难，眠浅易醒，口干明显，说明热伤阴液或阴虚血瘀。结合舌红胖，苔黄腻，脉弦细可辨证为痰火上扰。

治法治则：清热化痰，养心安神。

处方：解郁安神汤加减。姜半夏10g，枳壳15g，姜竹茹10g，陈皮15g，甘草3g，茯苓30g，胆南星10g，石菖蒲10g，制远志10g，柴胡12g，煅龙骨30g（先煎），首乌藤30g，太子参30g，合欢皮30g。7剂，水煎服，日1剂。

2020年1月6日二诊：失眠较前稍缓解，入睡困难，夜寐三四个小时，胃纳可，矢气频作，大便1日1~2次、偏稀，舌红胖，苔薄黄腻。2019年12月12日金华五院查：血肌酐104μmol/L，白蛋白45.1 g/L，甘油三酯3.37 mmol/L。

处方：姜半夏10g，炒枳壳15g，姜竹茹10g，陈皮15g，甘草3g，茯苓30g，胆南星10g，石菖蒲10g，制远志10g，柴胡12g，首乌藤30g，太子参15g，合欢皮30g，炒苍术10g，百合20g。7剂，水煎服，日1剂。

药后失眠症状明显缓解。

【按语】失眠中医称之为不寐，常以不易入睡、易醒、多梦、睡眠质量较差为主诉，本病多与脏腑功能失调相关，尤以心、肝、脾三脏功能失调为主。痰热扰心，心阴虚而热烦，心肝血虚，胃失和降皆可致不寐。临床以痰火上扰多见，失眠常伴胸闷不舒，夜寐多梦，口苦口黏，舌红，舌黄腻，脉弦滑，治疗多用黄连温胆汤加减。解郁安神汤由温胆汤加味而成，在清化痰热的基础上注重疏肝和胃，豁痰开窍，滋阴清热，养血安神，使心神得宁，睡眠自安。该患者长期睡眠欠佳，入睡困难，眠浅易醒，舌红胖，苔黄腻，脉弦细为痰火扰心，故一诊、二诊皆用解郁安神汤加减，以清心安神。

解郁安神汤临床又可分为痰热扰心、肝郁化火、心虚胆怯、心肾不交、心脾血虚等证型。其中以痰热扰心多见，治以温胆汤合解郁安神汤加减，药用竹茹、姜半夏、丝瓜络、茯苓、胆南星、杏仁、浙贝母清化痰热；肝郁化火，丹栀逍遥散与安神四药（何首乌藤、百合、茯神、合欢皮）配伍，清肝泻火；心虚胆怯，在解郁安神的基础上加重镇安神、温阳益肾、强心定志之品，药如龙骨、牡蛎、远志、菖蒲、桂枝、附片等；心肾不交，以黄连、肉桂之交泰丸入解郁安神汤，交通心肾；心脾血虚，以归脾丸、八珍汤合解郁安神汤化裁，或合黄连阿胶鸡子黄汤，以养血安神。

案二

易某，女，51岁。初诊时间：2019年10月30日。

主诉：反复头晕头痛半年。

诊查：近半年觉头痛头晕，烘热汗出，五心烦热，烦躁易怒，心悸失眠，腰膝酸疼，口干口苦，月经紊乱，经期延后，经量少，难以正常工作，舌淡红，苔薄黄，脉弦细数。

中医诊断：绝经前后诸证（肝肾阴虚，肝郁化火）。

西医诊断：更年期综合征。

辨证分析：患者年过五十，处于绝经前后，经血渐亏，肝肾精血不足，故腰膝酸疼、月经紊乱、经期延后、经量少。加之平素急躁易怒，肝郁气滞，气郁化火，灼伤阴液，致肝肾阴虚，阴虚伴内热，迫液外溢，故时时汗出；热扰心神，肝魂不安，故失眠烦躁；肝肾本虚，精血亏少，心失所养，则心悸；肝气犯胃，故口干口苦。舌淡红、苔薄黄、脉弦细数均为肝肾阴虚、肝郁化火之征。

治法治则：滋补肝肾，清肝泻火，调理阴阳。

处方：解郁调理阴阳汤加减。姜半夏10g，炒枳壳15g，姜竹茹9g，陈皮15g，甘草6g，茯苓15g，生地黄15g，百合15g，柴胡12g，白芍15g，仙茅10g，淫羊藿15g，当归15g，巴戟天9g，知母15g，炒黄柏15g。14剂，水煎服，日1剂。

11月14日二诊：药后诸症明显改善，予丹栀逍遥散14剂调理善后，进一步清肝泻火，疏肝解郁。

后随访，患者未诉明显不适，症状缓解。

【**按语**】更年期综合征是女性绝经期前后出现月经异常，如周期紊乱，经量或多或少，并可伴有不同程度的自主神经功能失调症状，如潮热、出汗、心悸、头晕、失眠、浮肿、烦躁甚至情志异常等，中医称绝经前后诸证。本病一般发生在45~55岁的女性，症状可轻可重，持续时间可长可短，短者数月，长者可达10余年。中医学认为，女性绝经前后肾气日衰，天癸将竭，冲任二脉逐渐亏虚，精血日趋不足，肾之阴阳易于失调，进而导致脏腑功能失常，以肾虚为主，或偏阴虚，或偏阳虚，或阴阳俱虚。肾阴虚不能上济于心，致心肾不交，肾阴不足以涵养肝木，可致肝肾阴虚。肾阳虚不能温煦脾阳，可致脾肾阳虚。诸多病机均可导致本病的发生。西医学认为，更年期因卵巢功能逐渐衰退，性激素分泌减少，加之身体功能逐渐老化，从而引起以自主神经功能失调为主的一系列症状。治用解郁调理阴阳汤加减。本方由温胆汤合二仙汤化裁而成，前者清胆热，泻肝火，化胃痰；后者调理肝肾阴阳，养肝补肾，益精调血，通畅冲任。同时予百合、生地黄润泽心肺，以安心神，除烦躁。

案三

某女，30岁。初诊时间：2017年10月9日。

主诉：结婚3年不孕。

诊查：患者因不孕而来诊，月经自初潮起即每月延后，近年来月经延后更著，诊为多囊卵巢综合征，并服用促排卵药物。患者饮食不规律，长期熬夜，情绪容易急躁；口苦，咽干，胃脘于纳后满闷明显，小腹及腰骶时有凉坠感；形体丰满，舌淡红、有暗紫色瘀点、伴齿痕，中苔略厚腻，脉细弦，两尺为弱。

中医诊断：月经不调（肝气郁滞，气机不疏）。

西医诊断：多囊卵巢综合征。

辨证分析：胞宫不能完成正常气化功能，加之熬夜、贪食，正常阴液不得充养，异常之阴（痰湿瘀血）又多沉积，故而阻碍卵巢气化功能。

治法治则：疏肝健脾。

处方：解郁安神汤加减。姜半夏10g，炒枳壳15g，姜竹茹9g，陈皮15g，甘草6g，茯苓15g，生地黄15g，百合15g，柴胡12g，白芍15g，巴戟天9g，仙茅15g，淫羊藿15g，知母15g。并以此方为基础随诊加减，服用两月余，口苦、咽干症状明显改善，体重减轻。

【按语】多囊卵巢综合征主要是肾-冲任-胞宫之间生克制化失调，病机与肝、肾、脾三脏功能失调及痰湿、血瘀密切相关。根据其兼症不同，可分为肾虚痰实、肾虚血瘀、肾虚兼肝胆郁热、脾肾阳虚夹痰、脾肾阴虚兼郁和肝气郁滞化火等证型。本患者证属肝气郁滞化火，脾虚痰浊不化，肾阳不足。治从温肾健脾化痰浊、利气血兼清肝泻火、降气和胃着手，方用解郁安神汤加减。方中仙茅、巴戟天、淫羊藿暖肾健脾，祛风除湿，通利血脉，助下焦气化，固真阴，清浊阴；柴胡、半夏合用，一升一降，使清阳之气升，浊阴之气降，助气机调达；姜竹茹、茯苓、炒枳壳、陈皮、白芍柔肝健脾，清化痰湿，使气机调畅，助脾气升清，清化痰浊，使中焦健运；百合、生地黄、知母清心除烦，滋阴血，防肝郁化火，伤阴耗血，以安心宁神；甘草调和诸药。诸药合用，方证相符，效果显著。

十一、通痹汤

【名称】通痹汤。

【组成】当归15g，桂枝15g，忍冬藤30g，羌活10g，独活10g，桑寄生30g，赤芍20g，鸡血藤25g，防风6g，防己9g，海风藤25g，薏苡仁30g，甘草9g。

【功效】祛风除湿，通络止痛。

【主治】痹病(风湿夹杂，痹阻经络)。

【思路来源】“痹”者闭也，闭塞不通之义，突出了外邪侵袭、闭阻经络、气血不通的特点。《内经》有五脏痹、六腑痹、奇恒之腑痹、五体肢节痹等。

痹病有广义与狭义之分，又有外痹、内痹之别。广义之痹病是指机体正气不足，卫外不固，邪气乘虚而入，脏腑经络气血痹阻而引起的疾病，包括肺痹、心痹等脏腑痹及肉痹、筋痹等络痹。狭义之痹病是指肢体经络痹，以肌肉、筋骨、关节发生疼痛、麻木、重着、屈伸不利，甚至关节肿大灼热为主要临床表现的病证。

五脏痹可分为肝痹、心痹、脾痹、肺痹、肾痹，是因痹病日久不愈，从筋、脉、肉、皮、骨发展至与其相应的内脏，使内脏受损所致，也可因气血亏虚，阴津亏损，或阳气不运，邪气乘虚而袭，积于胸腹所致。心痹主要表现为心悸、气喘、烦躁、易惊恐等。肝痹主要表现为头痛、夜寐多梦、渴饮、多尿、胁痛、足冷等。肺痹主要表现为恶寒、发热、咳嗽、气喘、胸闷、烦闷不安等。脾痹主要表现为四肢倦怠、胸闷、咳嗽、呕吐清涎等。肾痹主要表现为筋骨痿弱不能行走，腰背弯曲不能伸直，或关节肿胀、强直不能屈曲等。《素问·玉机真脏论》曰：“今风寒客于人，使人毫毛毕直，皮肤闭而为热……弗治，肺即传而行之肝，病名曰肝痹。”在一定条件下，五脏痹之间是可以相互传变的。

外痹即五体痹，包括皮痹、肌痹、筋痹、脉痹、骨痹。五体痹“以冬遇此者为骨痹；以春遇此者为筋痹；以夏遇此者为脉痹；以至阴遇此者为肌痹；以秋遇此者为皮痹”。可见，痹病的发生与季节及侵入部位密切相关。五脏痹是五体痹久病不去，内舍于其合之脏导致的，是五体痹的延伸。从五体痹到五脏痹是病邪逐渐入里、病情深重的表现。

痹病多因正虚卫外不固，复感风寒湿热邪气，邪气客于肢体经络关节，阻滞络脉，气血运行不畅而致。症见肢体关节疼痛，久则屈伸不利，麻木不仁，甚则肿胀变形。正如《素问·痹论》所言：“所谓痹者，各以其时，重感于风寒湿之气也。”外邪侵袭机体又可因禀赋不同而有寒热转化。素体阳虚，复感风湿邪气，易从阴化寒，发为风寒湿痹。素体阳盛，感邪易从阳化热，发为风湿热痹。根据邪气偏盛的不同，又可分为行痹、痛痹、着痹、热痹。《素问·痹论》云：“其风气胜者为行痹，寒气胜者为痛痹，湿气胜者为着痹也。”肾主骨，肝主筋，肝肾不足、气血亏虚是疾病发生的内在基础。《诸病源候论》言：“由血气虚，则受风湿，而成此病。”《济生方·痹》云：“皆因体虚，腠理空疏，受风寒湿气而成痹也。”可见，正虚是痹病不可忽视的一个病因。此外，调养不慎，内生痰浊瘀血与致痹邪气相夹也可形成痹病。朱丹溪《丹溪心法》另立“痛风”一门，明确提出痰可导致痹痛。因此，临床治疗以祛风除湿、通络止痛为大法，根据邪气偏盛的不同，分别治以祛风、散寒、除湿、化热、活血等。正虚者注重扶正，根据不同脏腑及气血津液的亏虚辅以温阳、滋阴、益气、养血等法。《医宗必读》对痹病的治疗主张分清主次，采用祛风、除湿、散寒之法，行痹参以补血，痛痹参以补火，着痹参以补脾补气。叶天士在《临证指南医案》中特别强调指出痹病与血结凝涩关系密切，提倡活血化瘀治疗痹病。

【方解】方中当归辛甘温通，既能补血活血，又能散寒止痛。桂枝温通血脉，补助阳气，既能温散血中寒凝，又可宣导活血之物，与当归相伍，增强散寒化瘀止痛之效。忍冬藤性寒，味辛、甘，有清热解毒通络之功，善治热毒血痢，痈肿疮毒，筋骨疼痛。三药并用，从血、寒、热入手，养血活血，温阳散寒，清热通络，为治疗风湿痹病的主药。羌活辛散祛风，味苦燥湿，性温散寒，有较强的祛风湿止痛作用。独活祛风湿，通利关节，解表散寒，两药合用，善除一身痹痛。其中羌活善入足太阳膀胱经，以除头项、肩背之痛见长，善除上半部风湿。独活性较缓和，发散力稍弱，善除下半部风湿。防风辛、甘，微温，具有祛风解表、胜湿止痛、息风止痉之功，可用于外感表证、风疹瘙痒、风湿痹痛、肢体疼痛，筋脉挛急者。防己辛、苦，寒，辛能行散，苦寒降泄，既能祛风湿，止痹痛，又能清热，为治疗湿热偏盛、肢体酸重、关节红肿疼痛、湿热身痛的要药。鸡血藤行血补血，调经通络，舒筋活络，可治疗月经不调、闭经痛经、风湿痹痛、手足麻木、肢体瘫痪、血虚萎黄等，是治疗经脉不畅、络脉不和之常用药。海风藤为风藤的干燥藤茎，辛散，苦燥，温通，善治风寒湿痹、肢节疼痛、筋脉拘挛、屈伸不利，并具有活血化瘀之功，与鸡血藤相合，活血通络，以形达形，且海风藤又有祛风湿之功。久病入络，瘀血既是痹病的病理产物，又是致病因素，故配伍活血之品十分必要。赤芍活血调血，取其“治风先治血，血行风自灭”之意。桑寄生味苦、甘，性平。苦能燥，甘能补，可补肝肾，强筋骨，祛风湿，对痹证日久伤及肝肾、腰膝酸软、筋骨无力尤宜。薏苡仁益气健脾，利水渗湿，除湿痹，清热排脓，尤适于湿痹而致的筋脉拘急疼痛。甘草调和诸药，是为使药。

【方药加减】在通痹汤的基础上，临床根据虚实、邪气偏盛又可化裁形成通痹汤类方，如温阳通痹汤、散寒通痹汤、祛风通痹汤、清热化湿通痹汤、活血通痹汤、补肾通痹汤。

1.温阳通痹汤

主治素体阳虚，寒自内生，经脉失养所致痹病。临床表现为肢体关节疼痛、遇寒加剧，腰膝酸软，畏寒肢冷，小便清长，夜尿频多，舌淡，苔白，脉沉细无力，尺脉尤甚。治以温补脾肾，散寒止痛。可配伍菟丝子、制附子、细辛、熟地黄、蒺藜、盐杜仲等。附子为辛甘大热之品，补火助阳、散寒止痛之功强，与细辛配伍，既能外达皮毛除表寒，又能里至下元温痼冷。菟丝子、蒺藜、盐杜仲温肾散寒，平补阴阳，强筋健骨，扶正固本。

2.散寒通痹汤

主治风寒邪气侵袭，留滞关节筋骨，气血痹阻所致痹病。临床表现为肢体关节疼痛较剧、部位固定、遇寒痛甚、得热缓解，恶风寒，舌淡，苔白，脉浮紧。治以祛风散寒，通络止痛。可配伍麻黄、细辛、芍药、甘草、羌活、独活等。麻黄、细辛相伍，既能驱散外寒，又能温通经络。羌活、独活祛风湿，止痹痛，善除一身疼痛。芍药配甘草，酸甘化阴，柔筋止痛。

3.祛风通痹汤

主治卫气不固，风邪留滞经脉，痹阻气血所致痹病。临床表现为恶风、头痛、发热等表证，肢体关节游走性疼痛，肌肉酸楚疼痛，舌淡红，苔薄白，脉浮或缓。治以祛风通络。可配伍荆芥、防风、羌活、独活、黄芪、炒薏苡仁等。荆芥、防风温而不燥，为风药之润剂，长于发散风寒，无论风寒风热均可配伍使用。外感多因卫气不固，故可用黄芪、炒薏苡仁等益气扶正。

4.清热化湿通痹汤

主治风湿热邪壅滞经脉所致痹病。临床表现为关节局部红肿热痛、痛不可触、得冷则舒，皮下结节或红斑，常伴发热、汗出、口渴、小便黄、大便干等，舌红，苔黄腻，脉滑数。治以清热化湿，祛风通络。可配伍薏苡仁、知母、炒黄柏、茯苓等。薏苡仁、茯苓健脾化湿，为除湿痹之要药；知母、黄柏清利湿热。诸药合用，共奏清热化湿之功。

5.活血通痹汤

主治痹病日久，气血运行不畅日甚，瘀血痰浊凝滞，肢体伸缩不利。临床表现为肌肉、关节肿胀刺痛，固定不移，夜间尤甚，或肌肤、关节紫暗，皮下按之硬结，面色黧黑，舌紫暗或有瘀斑瘀点，苔白腻，脉涩。治以活血化瘀，祛痰通络。可配伍赤芍、川芎、当归、鸡血藤、片姜黄等。如病程日久，浊瘀难祛，可加全蝎、蜈蚣、地龙等虫类药，其味多辛、咸，辛能入络散结，咸能入血软坚，灵动迅速，非植物药所能比。因其性多峻猛，临床注意不宜久服，中病即止。

6.补肾通痹汤

主治邪客筋骨、痹病日久所致肝肾不足、气血耗伤之证。症见腰膝疼痛酸软，肢体屈伸不利，或麻木不仁，头晕目眩，阳痿，遗精等。治以补益肝肾，益气养血。可配伍菟丝子、覆盆子、盐杜仲、熟地黄、五味子、桑寄生等。

【验案】

案一

陈某，女，12岁。初诊时间：2020年12月3日。

主诉：右小指指间关节疼痛两年余。

诊查：患者两年前出现右小指指间关节疼痛，伴晨僵，关节轻度肿胀，无发热寒战，无皮疹。舌淡，苔白，脉浮紧。门诊查血常规：白细胞6.68 × 10^9/L，血红蛋白133g/L，血小板253 × 10^9/L，中性粒细胞比率59.7%，血沉16mm/h，抗环瓜氨酸多肽抗体18.30U/mL，类风湿因子226U/mL，C-反应蛋白26.1mg/L。

中医诊断：痹病（风寒阻络）。

西医诊断：幼年特发性关节炎。

辨证分析：患者年龄小，正气不足，气血亏虚，复感风寒湿邪，致邪气阻络，气血运行不畅，故出现指间关节疼痛。病程日久，瘀血内生，又感外邪，外邪引动内邪，故关节肿胀。舌淡、苔白、脉浮紧均为外感风寒湿邪之征。

治法治则：祛风胜湿，通络止痛。

处方：通痹汤加减。当归10g，桂枝9g，忍冬藤12g，炒党参10g，黄芪20g，炒白术10g，防风6g，防己6g，薏苡仁15g，海风藤15g，青风藤15g，首乌藤15g，钩藤15g（后下），白鲜皮10g，牡丹皮9g，甘草5g。3剂，水煎服，日1剂，早晚分服。

12月10日二诊：右小指指间关节仍感疼痛，关节肿胀稍减轻，胃纳欠佳，夜寐安。舌淡，苔白，脉细。

处方：当归9g，赤芍6g，桂枝9g，忍冬藤12g，甘草5g，薏苡仁15g，海风藤12g，威灵仙10g，细辛1.5g，白鲜皮9g，海桐皮10g，干姜5g，钩藤15g（后下），络石藤15g，牡丹皮9g，炒稻芽10g。3剂，水煎服，日1剂，早晚分服。

上法继续治疗1年，病情稳定。

【按语】痹病的发生与外感风寒湿邪气和人体正气不足有关，汗出当风、久居湿地等均可使风寒湿邪侵袭人体经络关节，导致经络气血痹阻不通，引起肢体关节疼痛。正如《素问·痹论》所言："风寒湿三气杂至，合而为痹。"根据所受邪气的偏盛，可分为行痹、痛痹、着痹。该患者年幼，正气本不足，又因外感风寒湿邪气，正虚不足以驱邪外出，使风寒湿邪留滞体内，致经络气血运行受阻，而关节肿胀疼痛。一诊治以祛风胜湿，通络止痛，方用通痹汤加减。方中重用炒党参、黄芪、炒白术益气健脾，扶助正气，使"正气存内，邪不可干"。防风、防己合用祛风除湿，通络止痛；薏苡仁既能健脾，又善除湿痹；桂枝温通经脉，散寒止痛；忍冬藤、青风藤、海风藤、首乌藤辛苦温燥，有较强的祛风湿、通经络作用；钩藤性微寒，在舒筋活络之时可避免忍冬藤、青风藤、海风藤、首乌藤过于温燥；当归、牡丹皮活血凉血，取"治风先治血，血行风自灭"之意；白鲜皮祛风燥湿、清热解毒，可治风湿痹症；甘草调和诸药。诸药合用，共奏祛风散寒、除湿止痛之功。二诊关节疼痛未见明显好转，考虑邪气偏盛，故以祛邪为主，去扶正气之炒党参、黄芪、炒白术、防风，加威灵仙、细辛。细辛既可散少阴肾经在里之寒以通阳散结，又可搜筋骨间之风湿而蠲痹止痛。同时加入干姜，以助散风寒。患者夜寐安，去首乌藤；关节肿胀减轻，青风藤易络石藤，且配伍赤芍以活血通络；胃纳欠佳，炒稻芽健脾开胃。同时嘱患者固正气，避风寒，慎起居，预防疾病反复。

案二

陈某，男，70岁。初诊时间：2020年4月27日。

主诉：双膝关节、腰背部疼痛反复发作1年余。

诊查：患者14年前因腰椎间盘突出感腰背部疼痛，未系统治疗。1年前感双膝关节及腰背部疼痛加重，伴全身瘙痒，未见皮疹，胃纳差，夜寐一般。舌红，苔薄，脉弦。

中医诊断：痹病（肝肾不足，瘀血阻滞）。

西医诊断：腰椎间盘突出。

辨证分析：患者病程日久，痹久伤阴，肝肾亏虚，筋脉失于濡养，故双膝关节及腰背部疼痛。阴血不足，肌肤失润故瘙痒。

治法治则：滋补肝肾，活血通络。

处方：补肾通痹汤加减。炒山药15g，酒萸肉15g，茯苓30g，泽泻15g，炒生地黄15g，熟地黄15g，桑寄生30g，片姜黄10g，制乳香10g，炒白术15g，薏苡仁30g，当归15g，盐续断15g，炙甘草9g，制没药10g，预知子15 g。7剂，水煎服，日1剂，早晚分服。

5月4日二诊：药后症状均较前好转。舌暗红，苔薄黄，脉弦滑。

处方：炒山药15g，酒茱萸15g，茯苓30g，泽泻15g，牡丹皮6g，熟地黄15g，炒生地黄15g，土鳖虫12g，桑寄生30g，片姜黄10g，制乳香10g，炒白术15g，薏苡仁30g，当归15g，盐续断15g，炙甘草9g，制没药10g，陈皮15g，生山楂15g，豆蔻6g（后下）。7剂，水煎服，日1剂，早晚分服。

5月13日三诊：患者诉疼痛症状好转明显，胃纳改善，偶有双下肢抽筋。舌暗红，苔薄糙，脉弦滑。上方加伸筋草30g，服法同前。

【**按语**】《素问·痹论》云：“五脏皆有合，病久而不去者，内舍于其合也。故骨痹不已，复感于邪，内舍于肾。筋痹不已，复感于邪，内舍于肝。脉痹不已，复感于邪，内舍于心。肌痹不已，复感于邪，内舍于脾。皮痹不已，复感于邪，内舍于肺。”骨痹日久，损伤肝肾，阴虚血少，故久痹治以扶正为主。久病入络，气血运行不畅，瘀血成为贯穿整个过程的病理因素，故扶正的同时要辅以活血化瘀。该患者一诊治以滋补肝肾，活血通络，方以六味地黄汤为基础，补肝肾之阴，加桑寄生、续断补肝肾，强筋骨；片姜黄、乳香、没药、当归活血补血；炒白术、薏苡仁健脾化湿；预知子理气和胃。诸药合用，使正气得固，痰瘀渐消，筋骨健则疼痛止。二诊诉症状好转，故基础方未更改，加陈皮、豆蔻、山楂理气健脾，开胃消食。脾胃为后天之本，中焦运化水谷精微功能旺盛，才能使脏腑、经络、四肢百骸、筋骨肌肉得到滋养，故临床要注重固护脾胃。三诊好转明显，继续原方加减巩固治疗。

案三

董某，女，55岁。初诊时间：2020年6月29日。

主诉：关节肿痛两年。

诊查：患者双手手指关节肿痛，可自行消退，压痛阳性，多发皮肤瘙痒，伴斑疹，遇冷水后双手疼痛，手指皮肤变紫，瘙痒加重，胃纳可，舌暗红，苔薄，脉细。

中医诊断：痹病（风寒阻络，气滞血瘀）。

西医诊断：雷诺综合征。

辨证分析：风邪兼夹寒湿，留滞经脉，痹阻气血，故关节肿痛，遇冷加剧。关节肿痛可自行消退、伴皮肤瘙痒为风盛表现。气滞血瘀，血不循经，溢于脉外，故皮肤斑疹。

治法治则：祛风散寒，活血通络。

处方：散寒通痹汤加减。生麻黄6g，桂枝15g，忍冬藤30g，当归15g，荆芥6g，防风7g，土茯苓20g，薏苡仁30g，防己9g，甘草9g，干姜9g，豨莶草15g，白鲜皮15g，羌活9g，独活9g，地肤子15g，乳香10g。7剂，水煎服，日1剂，早晚分服。

7月6日二诊：药后疼痛改善，皮肤瘙痒较前缓解。舌红，苔薄，脉细。检查示：抗史密斯抗体弱阳性（±），抗核抗体1∶1280，抗RNP抗体（+），抗SSA-60抗体（+），补体C3 0.82g/L，补体C4 0.23 g/L，免疫球蛋白IgG 19.05 g/L，免疫球蛋白IgA 5.81 g/L，抗“O”0.7U/mL，C-反应蛋白3.7mg/L，类风湿因子71.2 U/mL，血沉55 mm/h，尿白细胞（++），白细胞171.6/低倍视野（UL），白细胞31/高倍视野（HP），血红细胞3.59×10^9/L，血红蛋白10^9g/L。上方加茯苓皮30g，制附子6g（先煎），制川乌6g（先煎）。7剂，水煎服，日1剂，早晚分服。

继续治疗3个多月，关节肿痛明显好转。

【按语】《类证治裁·痹证》云："诸痹……良由营卫先虚，腠理不密，风寒湿乘虚内袭。正气为邪所阻，不能宣行，因而留滞，气血凝涩，久而成痹。"风为百病之长，易夹寒湿邪气，治疗以祛风为主。方中荆芥、防风、羌活、独活祛风除湿；麻黄、桂枝、干姜温通经络；土茯苓、薏苡仁、防己、忍冬藤、豨莶草健脾祛湿，通络止痛；当归、乳香养血活血；白鲜皮、地肤子清热祛湿止痒；甘草调和诸药。患者遇冷水后疼痛明显，提示寒邪深着入里，恐一般温经通络药难以奏效，故二诊加附子、川乌等大辛大热之品，以效深入里，回阳气，散阴寒，逐冷痰，通关节。痹病多缠绵难愈，故需注重日常预防调护，避风寒，提正气，节饮食，畅情志。

十二、补气通络汤

【名称】补气通络汤。

【组成】黄芪30g，炒苍术10g，炒白术15g，桃仁12g，丹参30g，制僵蚕12g，川芎20g，土茯苓30g，泽泻15g，石菖蒲10g。

【功效】益气活血，化痰通络。

【主治】经络不通。

【思路来源】经络不通，百病丛生，经络通则百病消。《灵枢·经脉》云："经脉者，所以能决生死，处百病，调虚实，不可不通。"补气通络汤主要用于经络不通之症。若心脉痹阻胸阳则表现为胸痹心痛。若外感邪气，滞留关节，经络不通，则表现为痹痛。若实邪内生，蒙蔽清阳，则头晕头痛；气血逆乱上犯于脑，则表现为中风。若气血输布不利，精微失于濡养形体官窍有形实邪内生，不荣则痛，不通则痛，则表现为肢体疼痛。

经络不通之病因乃外感或内伤。外感风寒湿邪滞留经脉关节，可致气血不通，脉络拘急，经络闭塞；或痰浊、瘀血等有形实邪阻滞经络，壅遏经气；或情志不遂，忧思伤脾，思则气结，脾虚不运，气机阻滞；或气虚，脏弱乏力，运化不利，无力帅血行津，因虚致实，实邪内生，阻滞经络；或阳虚，温养推动功能减退，水湿不化，水液内停，阻滞气机；或阴虚，虚火煎熬津液，使血行艰涩，脉络不通。张从正云："凡麻、痹、郁、满，经隧不流，非通利莫能愈也。"经络不通虽有诸多表现，然治疗应以通为主，结合临床症状辨证论治。针对病因采用活血化瘀、化痰除湿、增液润滞、蠲痹通络等以疏通瘀滞。初起气结在经，久则血伤入络，治以益气活血以助气运血行，化痰通络以消经脉壅滞。

补气通络汤组方思路源于补中益气汤和桃红四物汤，旨在益气活血，化痰通络。补中益气汤补益中气。中焦为气血生化之源，气机升降之枢纽。百病生于气，故治疗以补气为要。桃红四物汤养血活血，化瘀止痛，使脉道充盈。活血通脉，瘀血祛，新血生，气机畅，化瘀生新。《素问·调经论》云：“五脏之道，皆出于经隧，以行血气。血气不和，百病乃变化而生。是故守经隧焉。”本方以益气活血为法，通络为功，气旺血行，瘀祛络通，故以“补气通络”为名。

【方解】黄芪味甘，性微温，补气升阳，固表止汗，利水消肿，行滞通痹，生津养血，托毒排脓生肌，可用于气短心悸、乏力、自汗盗汗、体虚浮肿、慢性肾炎等，补气宜炙用，利尿止汗、托毒排脓生肌宜生用。炒白术入脾、胃经，健脾益气，燥湿利水，止汗，可用于脾胃气弱、脾虚失运、倦怠少气、虚胀、泄泻、水肿、小便不利。炒苍术的燥性较生苍术弱，然辛香醒脾之力较强，可燥湿健脾，辟秽化浊，祛风散寒，明目，主治脾胃寒湿、湿阻中焦引起的脘痞腹胀、呕恶食少、吐泻乏力，以及风湿外感、寒湿着痹等。三药共用，益气培土，健脾升清，恢复脾胃升降功能。泽泻归肾、膀胱经，利水渗湿，泄热，化浊降脂，用于小便不利、水肿胀满、泄泻尿少、痰饮眩晕、热淋涩痛、高脂血症。土茯苓清热解毒除湿，通利关节，可用于梅毒、肢体拘挛、筋骨疼痛、湿热淋浊、带下、痈肿、瘰疬、疥癣等。脾土喜燥恶湿，两药利水渗湿，通利水道，恢复脾运。桃仁活血祛瘀，润肠通便，止咳平喘。可消心下坚硬，除卒暴击血，通月水，止心腹痛。丹参活血祛瘀，通经止痛，清心除烦，凉血消痈。“一味丹参，功同四物”，善调妇人经血，用于月经不调、痛经经闭，血瘀之心胸、脘腹疼痛及癥瘕积聚、风湿痹痛。两药活血化瘀，通利血脉，促进血行。川芎为血中气药，善通达升散，上行颠顶头目，中开郁结，旁达肌腠，下调经水，可活血行气，祛风散寒止痛。石菖蒲化湿开胃，豁痰开窍，醒神益智，理气活血，散风去湿。制僵蚕息风止痉，祛风止痛，化痰散结。两药均味辛，然僵蚕化痰，石菖蒲豁痰，两药共奏祛痰之功，以化阻滞于经络中之痰浊。诸药合用，共奏益气活血、化痰通络之功，为治疗脉络不通之基本方。

【方药加减】在补气通络汤的基础上，根据辨证论治，又可化裁形成益肾补气通络汤、益气化瘀通络汤、益气化湿通络汤、温阳益气通络汤、滋阴益气通络汤。

1.益肾补气通络汤

用于肾精亏虚型经络不通。肾主蛰守位，封藏之本，精之处也。藏肾精，化肾气，为一身元阴元阳之所。肾精亏虚，则精血津液的化生及运行输布减缓，可致经络不通。临床表现为健忘恍惚，发枯易脱，耳鸣耳聋，腰膝酸软，足痿无力，小儿生长发育迟缓，舌淡，苔白，脉细弱。治以益气通络，补肾益精。益肾则补一身元阴元阳，“五脏之阳气，非此不能发”，可激发精血津液化生为气，促进脏腑气化。可配伍熟地黄、烫狗脊、鹿角霜、菟丝子、肉苁蓉等。

2.益气化瘀通络汤

用于气虚血瘀型经络不通。元气既虚，不能上达血管，血管无气，必停留而瘀。气血亏虚，气滞阳虚，或痰浊砂石等实邪阻滞，或外伤致离经之血，使血行不畅而瘀血内阻，经脉壅滞不通。临床表现为痛如针刺、痛处固定、夜间痛甚，妇人痛经、经色暗、伴血块，皮下、舌下可见瘀点紫斑，舌下脉络青紫迂曲，脉细涩或结代。气为血之帅，气虚无力行血，则瘀血内停。治以益气通络，活血化瘀。血液的运行输布有赖于气的推动，故活血的同时调整气机运行，可使其恢复正常功能。可伍以降香、乳香、没药、鸡血藤、土鳖虫等。

3.益气化湿通络汤

用于气虚湿阻型经络不通。感受湿邪，久居湿地，或涉水作业，或冒雨露湿雾，湿邪袭人而病。脾虚生湿，生活不节，如嗜食生冷、肥甘厚味，或饥饱不匀，损伤脾胃，脾胃运化失职，津液不得运化转输，停聚而生湿。外湿或内湿阻于肌肉经络，阻碍气机，气血周行不利，致经络不通。临床表现为倦怠乏力，胸闷不适，脘痞纳呆，周身困重、酸痛，肢体水肿，大便稀溏，女子带下量多，舌苔白腻，脉濡缓或细。治以益气通络，化湿利水。方药以轻疏灵动为贵，剂量宜轻，轻可去实；忌用腻滞之品。可配伍泽泻、茯苓、薏苡仁、猪苓、通草等利水渗湿药。

4.温阳益气通络汤

用于血寒凝滞型经络不通。脏腑虚损过甚，阳气不足，气亦不足。气化失司，气虚不能行血，脉道血流减慢致瘀。阳气无力推动血液，血寒凝滞脉道而瘀。临床表现为畏寒肢冷，面色㿠白，自汗，口淡不渴或喜热饮，小便清长或少尿浮肿，便溏，舌淡胖，苔白滑，脉沉迟或细数无力。治以益气通络，温阳化饮，可配伍附子、肉桂、椒目、干姜、巴戟天等。

5.滋阴益气通络汤

用于阴虚失养型经络不通。疾病后期，火邪、杂病、情志过极等暗耗阴液，导致阴液不足，滋润、濡养功能减退，虚火煎熬津液，血脉伏火，使血行艰涩，脉络不通。临床表现为五心烦热，潮热盗汗，咽干口燥，舌红少津或少苔，脉细数。治以益气通络，滋阴清热行瘀，以至阴之气补至阴之不足，可配伍龟甲、鳖甲、枸杞子、女贞子、墨旱莲、沙参、麦冬等。

【验案】

案一

王某，男，48岁。初诊时间：2020年9月21日。

主诉：言语不清、肢体活动障碍1年。

诊查：患者1年前曾发脑梗死，住院治疗好转后出院，为寻求中药治疗来诊。现言语不清，步行不利，视物模糊，记忆力减退，头目昏沉，胃纳欠佳，夜寐不安，夜尿频多，大便先结后溏，舌暗红胖、边有齿痕，苔白微黄腻，脉滑细。

中医诊断：中风（气虚痰阻）。

西医诊断：中风后遗症期。

辨证分析：患者素体脾肾亏虚，水湿不运，痰湿凝聚不化，上蒙清窍，痰浊阻滞脑络，神机失用，故言语不清、步行不利、视物模糊。肾精亏虚，髓海失养，痰蒙清窍，故记忆力减退、头目昏沉。痰湿中阻，影响胃之和降，故胃纳欠佳。脾虚失运，传导失司，故大便先结后溏。痰浊扰心，心失所主，故夜寐不安。脾肾两虚，下元亏虚，气化失司，故夜尿频多。

治法治则：理气和中，化痰通络。

处方：温胆汤加减。姜半夏10g，陈皮15g，茯苓30g，石菖蒲10g，胆南星10g，炒黄连6g，广藿香6g，天竺黄9g（先煎），羌活9g，川芎20g，酒地龙12g，炒僵蚕12g，土茯苓30g，炒薏苡仁30g，酒黄芩15g，鲜生姜5g，炒苍术10g，盐益智仁9g，泽泻15g，炒枳壳15g。7剂，水煎服，日1剂，早晚分服。

9月30日二诊：头目昏沉较前好转，胃纳及夜寐改善，便质成形。舌淡胖，苔薄，齿痕改善，脉细滑。

处方：温胆汤合补气通络汤。助气运血行，增强化痰之效，疏通经络。姜半夏10g，陈皮15g，茯苓30g，石菖蒲10g，胆南星10g，炒黄连6g，广藿香6g，羌活9g，川芎20g，酒地龙12g，炒僵蚕12g，土茯苓30g，炒薏苡仁30g，酒黄芩15g，炒苍术10g，盐益智仁9g，泽泻15g，炒枳壳15g，黄芪30g，丹参30g，当归12g。7剂，水煎服，日1剂，早晚分服。

10月7日三诊：药后诸症均缓解，言语较前清晰，记忆力提高，视物模糊好转，夜尿次数减少，头目清明。治疗有效，在此方基础上加减化裁，辨证施治。

药后症状进一步改善。

【按语】经络不通之病因可分为外感与内伤两类。在外多因感受外邪，邪气滞留肌肉关节、经络脏腑，阻碍气血运行，壅滞经络；在内为情志不畅，饮食不节，体虚劳倦，导致脏腑气血阴阳亏虚，痰浊水湿瘀血等有形实邪内生，损伤阴络，导致脏腑平衡被破坏，脉络瘀阻。临床表现或头身、肢体疼痛，或胸痹心痛，或痹病，或中风。本案患者为中风后遗症，属气虚痰阻。张锡纯论内中风以虚实为纲，虚证者因胸中大气虚损，不能助血上升，而致脑失所养，指挥无权。气虚者经络亦多瘀滞痰浊，阻其脑络。张景岳《景岳全书·痰饮》言："盖痰涎之化……正以元气不能运化，愈虚则痰愈盛也。"痰浊壅遏脉道，随气升降，无所不到。气血逆乱，夹痰走窜经络，上犯于脑，发为中风。经络自脑而通于周身，则手能持，足能行，百体皆知痛痒。若痰浊交阻，神机失用，脑失司知觉、运动之能，则言语不清，步行不利，记忆力下降。脾气虚弱，运化无力，水湿内盛，故舌淡胖、边有齿痕。治以健脾化浊。一诊以温胆汤理气化痰通络，用姜半夏、陈皮、天竺黄、石菖蒲、胆南星、僵蚕化痰，羌活、川芎、酒地龙通络，泽泻、炒薏苡仁、炒苍术、茯苓利湿，藿香行气化湿，恢复气机升降，益智仁补益下元，黄芩、黄连清热泻火解毒；鲜生姜佐制黄芩、黄连之寒性。二诊头目昏沉好转，胃纳、夜寐改善，便质成形，苔稍退，边齿改善，故合以补气通络汤，增强补气活血、化痰通络之功。三诊言语较前清晰，记忆力提高，头目神清，视物模糊改善。本着治病求本原则，标候初减，治疗有效，考虑"痰之为病，在络者难以搜剔"，病当久治，故以本方为基础，继续巩固治疗。

案二

朱某，男，62岁。初诊时间：2020年5月27日。

主诉：步行不利、语言謇涩1年余。

诊查：患者1年前出现步行不利，语言謇涩，在我院住院治疗，诊为脑梗死。对症治疗好转后出院，现仍步行不利，舌麻，语言謇涩，肩关节疼痛、上举困难、活动受限，腰酸不适，右下肢久坐后疼痛，夜尿增多、每晚3~4次，纳眠尚可，舌红，苔薄腻，脉细滑。

中医诊断：中风（肝肾阴虚，风痰阻络）。

西医诊断：中风后遗症期。

辨证分析：该患者为中风发作后遗留半身不遂、肢体活动障碍、言语不利。中风后遗症的病因主要为气虚、风痰、血瘀。患者肝肾阴虚，阴虚阳亢，肝风内动，风邪夹痰上行，痹阻脑络。风痰、瘀血阻于脑窍经络，则元神失用，故步行不利、言语謇涩；痰瘀阻滞经络，气血运行不畅，故关节疼痛、活动受限；肝肾精气亏虚，阴血不足，筋脉、腰府失其滋润、濡养、温煦，故腰酸不适；肝肾亏虚，肾气不足，肾失封藏固摄之权，则见夜尿频多。治以补益肝肾不足之本，合以益气活血治疗痰瘀阻络之标。

治法治则：滋养肝肾，活血化痰通络。

处方：补气通络汤加减。黄芪30g，川芎15g，桃仁10g，炒地龙12g，泽泻20g，炒生地黄15g，龟甲15g（先煎），薏苡仁30g，豨莶草15g，炒僵蚕12g，赤芍20g，炒苍术10g，陈皮15g，络石藤15g，炒桑枝15g，当归12g，红花9g。7剂，水煎服，日1剂，早晚分服。

6月3日二诊：药后肩关节疼痛好转，活动范围较前扩大，活动轻度受限。夜尿次数减少，舌淡红，苔薄黄腻，脉细。

处方：黄芪30g，川芎15g，桃仁10g，炒地龙12g，泽泻20g，炒生地黄15g，龟甲15g（先煎），薏苡仁30g，豨莶草15g，炒僵蚕12g，赤芍20g，炒苍术10g，陈皮15g，络石藤15g，炒桑枝15g，当归12g，红花9g，制乳香10g，牛膝15g，伸筋草30g。7剂，水煎服，日1剂，早晚分服。

药后患者诉肩关节疼痛进一步减轻。随访3个月，肩关节疼痛偶尔发作。

【按语】脑梗死是缺血性卒中的总称，包括脑血栓形成、腔梗和脑栓塞等。脑梗死属中医“中风”范畴。中风患者即使得到及时救治也常常会遗留不同程度的肢体功能障碍、口眼㖞斜、言语謇涩等后遗症。本案患者年老体衰，肾元亏虚，不足以滋养肝木。肝失滋荣，导致肝肾阴虚，水不涵木，阳化内风，肝阳上亢，上犯于头，发为中风。患者处于中风后遗症期。《灵枢·刺节真邪》云：“虚邪偏客于身半，其入深，内居荣卫，荣卫稍衰，则真气去，邪气独留，发为偏枯。”中风后遗症期多以气虚血瘀、风痰上扰、痰瘀交阻于脑络为基本病机。脑络交错于头窍，可滋养脑髓，充养脑神。脑为清明之腑，诸阳之会，五脏六腑之气血皆上注于头，入于脑，主宰人体的生命活动，主司精神意识及视听动作。脑络受阻，神明失用，可见偏瘫、失语、感觉障碍、运动不能等神经系统症状，但意识较清晰。治以益气活血，化痰散结，滋补肝肾，通经活络。方中黄芪补气升气，以助气运，气旺血行；炒苍术、陈皮燥湿健脾；泽泻、薏苡仁、豨莶草利水渗湿；桃仁、红花、赤芍活血化瘀，散脑中瘀血；川芎活血行气；当归补血、活血；炒桑枝、络石藤引药上行，温经通络，通利关节；炒僵蚕化痰；地龙通经活络，力专善走，以行药力；炒生地黄、龟甲养阴。全方共奏益气活血、化痰通络之功。二诊肩关节疼痛缓解，活动轻度受限，夜尿次数减少，舌麻症减，故原方基础上加乳香，增强活血行气之功；牛膝逐瘀通经，引血下行，通利下肢经络；伸筋草舒筋活络。中风后遗症恢复较慢，需坚持服药，巩固疗效，防止复发。

十三、散结化瘿汤

【名称】散结化瘿汤。

【组成】昆布10g，穿山龙15g，夏枯草15g，浙贝母15g，赤芍20g，石见穿15g。

【功效】化痰，软坚，散结。

【思路来源】瘿病是以颈前结喉两旁结块肿大为主要临床特征的一类疾病。其病因多端。《圣济总录·瘿瘤门》言："石瘿、泥瘿、劳瘿、忧瘿、气瘿是为五瘿。石与泥则因山水饮食而得之；忧、劳、气则本于七情。"由此可见，瘿病的病因与情志内伤、饮食失宜、地方水土、体质因素最为密切。《外科正宗·瘿瘤论》认为："夫人生瘿瘤之症，非阴阳正气结肿，乃五脏瘀血、浊气、痰滞而成。"指出瘿瘤主要由气、痰、瘀壅结而成。病变部位在肝、脾，归纳其病机为情志失调导致肝郁气滞，脾伤气结，气机郁滞，气滞痰凝，痰气交结，血行不畅，则气、血、痰壅结而成瘿病。

气郁为先，郁而后滞，继而痰凝血瘀，故古有治瘿"顺气为先"之训，气行则郁可解、痰可化、血可散。即本病初期以气机郁滞为先，中期以痰凝为主，气机不畅，首以调气，继以化痰。正所谓"瘿瘤之患也，必因气滞痰凝，隧道中有所留""但当破气豁痰，咸剂以软其坚结"，治以行气化痰，软坚散结。后期以血瘀为主，治以理气活血，化痰消瘿。

结节可归属于中医学"癥瘕积聚"范畴，属本虚标实之证。本虚以五脏六腑、阴阳气血虚损、脏气虚衰为主；标实为邪毒凝聚、气血郁滞、痰瘀阻滞。脏腑虚弱，气滞血瘀痰凝相互瘀结，阻碍络脉而导致本病的发生。中医学认为，其发生发展和演变与气郁、痰凝、血瘀密切相关。甲状腺结节中医学归属于"瘿瘤"，肺部结节中医学归属于"肺积""窠囊"，乳腺结节中医学归属于"乳癖""乳核"。结节病与瘿病的病机相似，采用散结化瘿汤治疗属异病同治。《证治准绳·杂病》谓："治疗积病，应该分为初中末三期。初期，邪气尚浅，感邪不深，积块初成而未坚，宜除之、散之、行之，虚者补之，应当以祛散外邪，或行气活血，或者散结除湿，兼以扶正。中期，积块已坚，气郁已久，湿热相生，积块益增，治疗以软坚散结、清热化湿为主，且此期邪气日盛，正气益虚，应攻补兼施。末期，块消及半，即止攻击之剂，应补益其气，兼畅达经脉，此期正气虚损为关键。凡攻病之药，皆是伤气损血，应以补益正气为主，兼以行气活血之药，使荣卫流通，则块自消。”在治疗上应以行气活血、化痰散结为基础，再结合辨证论治,对症治疗。

散结化瘿汤以其功效为名。《医林绳墨》云：“积者，阴也，五脏之气，积蓄于内以成病也……症之所因，皆因痰之所起，气之所结。”治以行散气血、行痰顺气、活血消坚之法理气化痰，消瘿散结。本方主治瘿病及各种结节积块，故以“散结化瘿”为名。

【方解】昆布味咸，性寒，归胃、肝、肾经。咸能软坚，寒能除热散结。主治瘿瘤瘰疬、睾丸肿痛、痰饮水肿。李东垣云昆布：“瘿坚如石者，非此不除，正咸能软坚之功也。”现代研究显示，昆布能降低血脂，有明显的抗凝血作用，可纠正缺碘引起的甲状腺功能不足，还有抗肿瘤、降血糖等作用。浙贝母归心、肺经，可清热化痰止咳，解毒散结消痈。《本草正义》记载其“大治肺痈肺痿，咳喘，吐血，衄血，最降痰气，善开郁结”，可用于风热咳嗽、痰火咳嗽、肺痈乳痈、瘰疬疮毒。昆布、浙贝母合用，昆布味咸，软其坚结，浙贝母化痰散结，两者同用，共奏泄水祛湿、化痰散结、破积软坚之功。穿山龙味甘、苦，性温，归肝、肾、肺经。可活血舒筋，祛风止痛，止咳平喘祛痰，用治腰腿疼痛、筋骨麻木、跌打损伤、咳嗽喘息、风湿痹痛。石见穿药效如“水滴石穿”一般，可清热解毒，利湿散结。该药内服可治疮痈肿痛、瘰疬痰核、湿热黄疸、赤白带下、痛经、淋巴结核、象皮病，外用可治面神经麻痹、乳腺炎、疖肿。赤芍味苦，性微寒，主破散通利，可散瘀血留滞，清血分实热，有清热解毒、散瘀止痛之功，可用于热入营血、温毒发斑、吐血衄血、目赤肿痛、肝郁胁痛、癥瘕腹痛。赤芍与白芍主治略同，但白芍有敛阴益营之用，赤芍仅有散邪行血之意。白芍能于土中泻木，赤芍能于血中活滞。穿山龙、石见穿、赤芍共奏活血化瘀之功。夏枯草味辛、苦，性寒，归肝、胆经，寒以清肝火，辛以散郁结，故有清肝泻火、明目、散结消肿之功，可用于目赤肿痛、头痛眩晕、瘰疬瘿瘤、乳痈乳癖、乳房胀痛。全方共奏行气活血、化痰散结消瘿之功，为治疗瘿病、积聚、结节之基本方。

【方药加减】在散结化瘿汤的基础上，根据辨证论治，又可化裁出宣肺散结化瘿汤、疏肝散结化瘿汤、祛痰散结化瘿汤。

1.宣肺散结化瘿汤

“肺为华盖”“诸气者，皆属于肺”，外邪侵袭，首先犯肺。肺主一身之气，肺气宣降失常，而成气滞、气逆等证。若久病，病情迁延不愈，或素体虚弱亦可致气虚等证。“肺朝百脉”，肺气虚弱或壅塞，可影响脉道的血液运行，而成气滞血瘀。“肺为水之上源”，通调水道。肺之气机不利，宣降失司，水液输布排泄障碍，聚生痰浊，痰瘀互结，最终致瘀毒痰凝，瘀阻肺络而成结块。《杂病源流犀烛》云：“邪积胸中，阻塞气道，气不得通，为痰……为血，皆邪正相搏，邪既胜，正不得制之，遂结成形而有块。”说明正气不足或邪气袭肺，使肺之宣降失常，无力通调水道，水液输布不利，聚湿为痰；或肺气不清而生痰，气滞、痰凝、瘀血阻于络脉，积于胸中而成结节。临床表现为咳逆喘满、咳痰或干咳、痰血、胸闷胸痛。治以理气宣肺，活血化瘀，化痰散结，可配伍黄芪、太子参、芥子、南北沙参、桔梗、杏仁、麦冬、百合等药。

2.疏肝散结化瘿汤

因情志不遂导致肝气郁结，气机阻滞。思虑伤脾，或肝郁乘脾致脾虚失运，痰浊内生。肝郁痰凝，气血瘀滞，阻于乳络而发为乳癖；或冲任失调，上则乳房痰浊凝结而发病，下则经水逆乱而月经失调。《疡科心得集·辨乳癖乳痰乳岩论》云：“有乳中结核，形如丸卵，不疼痛，不发寒热，皮色不变，其核随喜怒为消长，此名乳癖。良由肝气不疏郁积而成，若以为痰气郁结，非也。”乳房为厥阴肝经循行部位，情志抑郁则肝气不疏。肝藏血，女子以血为先天之本，肝气不疏，久则气滞血瘀，经络不通，不通则痛。肝为木，脾为土，木旺乘土，肝病当传之于脾。脾为气血生化之源，主运化水饮。脾虚则水液输布失调，水液内聚为痰湿，痰湿凝结于乳房则成癖块。临床表现为乳房结块、胀痛，疼痛可随情绪变化消长，胁肋胀痛，月经不调。治以疏肝健脾，调和气血，化痰散结，可配伍香附、川芎、玫瑰花、郁金、绿萼梅、佛手、娑罗子、川楝子、白芍等疏肝行气之品。

3.祛痰散结化瘿汤

《明医指掌·痰证篇》曰：“七情四气时冲逆，脾胃旋伤懒营运。胃口从此留宿饮，致令津液作痰凝。因而隧道皆壅塞，却是痰涎滞在经。或痒或麻或痛痹，或留肌膜结瘤瘿。”外感湿邪失治误治，滞留不去，聚而成痰。情志不遂，导致肝失疏泄，影响全身的气机、津液输布。肝气不疏，气机郁滞，津液内停，聚湿成痰。脾虚运化失常，清气不升，浊气不降，水液停聚，生湿酿痰。气滞痰凝，停滞日久，阻碍气血，则气滞、痰浊、瘀血滞于颈前形成瘿瘤，停于脏腑脉络日久则成结节积块。临床表现为头身沉重、疼痛，脘痞，纳呆等。治以行气活血，化痰散结。“病痰饮者，当以温药和之”，温化水饮，振奋阳气。中焦有痰，胃气亦赖所养，不可峻攻，攻尽则虚矣。可采用行、消、开、导之法，行其气，消其痰，开其阳，导饮邪，可配伍半夏、夏枯草、土茯苓、石菖蒲等品以祛痰邪。

【验案】

案一

查某，女，72岁。初诊时间：2020年1月8日。

主诉：发现颈部肿块半月余。

诊查：患者半个月前右侧颈部触及肿块，质地较韧，于当地医院查甲状腺B超示：右侧甲状腺多发结节（4a类），大小约3.0cm×1.7cm。平素易急躁，现自诉颈部肿胀，隐痛不适，咽中多痰，腰背部疼痛，双下肢乏力，夜寐欠佳，眠浅易醒，精神不振，面色无华，大便质黏、不成形。舌淡红胖边有齿痕，苔薄腻，脉弦滑。

中医诊断：瘿病（气虚痰阻）。

西医诊断：甲状腺结节。

辨证分析：患者素体脾肾气虚，水液输布代谢不利，水湿不运，痰浊内生，痰浊凝聚成块，结于颈前则见颈部肿胀。痰阻咽喉，故咽中多痰。痰浊停滞经络，阻滞气血，故颈部隐痛、腰背部疼痛。脾肾气虚，无力运行气血，气血生化不足，血络不充，加之痰湿内盛，精气失布，故精神不振、面色无华。脾失健运，生化不足，形体失养，肾气亏虚，温养无力，故双下肢乏力。痰浊扰心，心失所主，脾肾气虚，气血化生不足，心失所养，故夜寐不安、眠浅易醒。

治法治则：益肾健脾，化痰散结。

处方：散结化瘿汤加减。柴胡12g，昆布10g，蜂房9g，穿山龙15g，浙贝母15g，夏枯草15g，醋香附10g，赤芍20g，炒黄芩15g，干姜5g，生薏苡仁

30g，陈皮15g，生甘草3g，茯苓30g，炒薏苡仁30g，炒苍术12g，炒白术15g，木香9g，煨葛根30g。7剂，水煎服，日1剂，早晚分服。

1月15日二诊：药后头目清明，颈部胀痛较前缓解，喉中痰量减少，大便成形，舌红胖，苔薄，脉细滑。

处方：散结化瘿汤加减。柴胡12g，昆布10g，蜂房9g，穿山龙15g，浙贝母15g，夏枯草15g，赤芍20g，炒黄芩15g，干姜5g，生薏苡仁30g，陈皮15g，生甘草3g，茯苓30g，炒薏苡仁30g，炒苍术12g，木香9g，土茯苓30g，姜半夏9g。7剂，水煎服，日1剂，早晚分服。

本病为慢性病，宜缓攻缓消，经过两个月的治疗，症状明显好转，颈部肿块明显减小。

【按语】《外台秘要》云："瘿病喜当颈下，当中央不偏两旁也。"瘿病的病因多为情志内伤，饮食及水土失宜，以及体质因素。《济生方·瘿瘤论治》言："夫瘿瘤者，多由喜怒不节，忧思过度，而成斯疾焉。大抵人之气血，循环一身，常欲无滞留之患，调摄失宜，气凝血滞，为瘿为瘤。"本案患者平素性急躁，情志不遂，肝失疏泄条达，气机升降失常。脾肾气虚，忧思伤脾，肝郁气结，津液输布失司，水液内停，聚湿生痰。痰气交阻日久，而致血瘀。可见，此病初期多为气机郁滞、津凝痰聚、痰气搏结颈前所致，日久引起血脉瘀阻，气滞、痰浊、瘀血三者合而为病。《外科正宗·瘿瘤论》言："夫人生瘿瘤之症，非阴阳正气结肿，乃五脏瘀血、浊气、痰滞而成。"治以"行散气血""行痰顺气""活血消坚"。因痰、气、瘀三者日久化热，易成瘀热互结之势。脾为生痰之源，主运化水液。脾虚失运，则水液输布失常。水液内停，聚而成痰。脾喜燥恶湿，脾为湿困，则功能失常，故治疗需配清热、健脾、燥湿之品。一诊以散结化瘿汤加减，益肾健脾，化痰散结。加柴胡、香附、木香疏肝行气。痰之本，水也；痰之动，湿也。茯苓、生薏苡仁、炒薏苡仁利水渗湿，以治其本，制其动。炒苍术、炒白术、陈皮燥湿健脾，炒黄芩清热燥湿。二诊头目昏沉好转，颈部肿痛减轻，咽中异物感好转，本着治病求本原则，标候初减，故以原方加减，以治其本，并随症加减，标本兼治。

案二

吴某，女，28岁。初诊时间：2020年5月27日。

主诉：发现右颌下肿块1月余。

诊查：右颌下淋巴结肿大，伴压痛，口中生疮，咽中异物感，口干口苦，夜间胃脘疼痛，平素情志不畅，神疲乏力，经前乳房胀痛，面色潮红，舌暗红，苔薄微黄腻，脉细滑。

中医诊断：痰核（肝郁脾虚，痰热中阻）。

西医诊断：结缔组织病。

辨证分析：患者平素情志不遂，郁怒伤肝，肝气郁结，病位在肝。肝郁日久化火，炼液为痰，痰阻咽喉，故咽中有异物感。痰火郁结于颌下，故见颌下结块、肿胀疼痛。肝火上炎，故口苦、口中生疮。肝气郁结，故经前乳房胀痛。肝郁乘脾，木旺乘土，肝郁日久横犯中焦脾胃，脾虚失运，水液输布不利，聚湿成痰，痰阻津液精微上承头面官窍，故口干、神疲乏力。肝气犯胃，夜间丑时为肝经当令，故夜间胃脘疼痛。

治法治则：疏肝健脾，清热化痰。

处方：散结化瘿汤合半夏泻心汤。炒党参12g，姜半夏10g，炒黄连6g，酒黄芩15，吴茱萸3g，干姜5g，陈皮15g，白花蛇舌草15g，浙贝母15g，穿山龙15g，炒苍术10g，炒薏苡仁30g，甘草3g，丹参15g，炒蒺藜10g。7剂，水煎服，日1剂，早晚分服。

6月10日二诊：口疮已瘥，神疲乏力减，咽中痰量减少，夜间胃脘疼痛发作次数减少，右颌下肿痛稍减，肿块仍在，舌淡红，苔薄微黄腻，脉细滑。

处方：陈皮15g，酒黄芩15g，浙贝母15g，炒薏苡仁30g，夏枯草15g，甘草6g，羌活6g，丹参30g，赤芍20g，黄芪30g，穿山龙15g，白芍20g，白花蛇舌草15g，川芎15g，煅龙骨30g（先煎），蜜桂枝6g，石见穿15g。7剂，水煎服，日1剂，早晚分服。

【按语】《外科十三方考》云："痰核者其核亦成串，三五不等，多生于左右二颊下，或左右二颏，有气、血、风、痰、酒之五种，名虽有五，而其根则一，惟治法当分别虚实，不可笼统。"肝主疏泄，喜条达，恶抑郁。本案患者情志不畅，肝气郁结，横乘脾土，水湿不化。"气有余便是火"，肝郁日久化火，煎熬津液，痰气交阻，结为痰核。肝火上炎，横乘中焦脾胃，而出现一派热象。《外科正宗》还认为，瘿瘤之类疾患"多生于膜外肉里肌肤之间"，治疗"当养气血，调经脉，健脾和中，行痰开郁"。一诊选用半夏泻心汤，苦寒以驱热除湿，辛通能开气宣浊，清胃热，恢复脾运。更以吴茱萸疏肝解郁，降逆止呕，改善肝郁化火犯胃之症，并予陈皮、炒蒺藜疏肝行气；炒薏苡仁、炒苍术燥湿健脾，利水渗湿；白花蛇舌草清热利湿；合散结化瘿汤以助化痰软坚散结，消散颌下结肿。二诊热象减退，仍存在气血、痰湿阻滞之症，故增加燥湿健脾、行气活血化瘀之品，乘胜追击，散其结肿。羌活除湿止痛，除颌下疼痛，合炒薏苡仁健脾除湿；黄芪补气行滞通痹，川芎为血中气药，善于通达升散，上行颠顶头目，中开郁结，下调经水，具有活血行气、祛风止痛之功。黄芪、川芎补气行气，以助血行，行散结肿。久病入络，且痰凝气滞，血行艰涩，而致血瘀，故用丹参活血化瘀；蜜桂枝温通经脉。肝郁日久，久郁化火，焦灼津液，燔灼肝经，易致肝风内动，煅龙骨平抑肝阳，白芍养血柔肝，白花蛇舌草证实有免疫调节、抗肿瘤、恢复肝功能、保肝之用，三药合用，柔肝平肝，恢复肝之疏泄。药后颌下淋巴结肿块渐消，继用本方巩固疗效，祛病因，散结肿。

十四、五子育冲汤

【名称】五子育冲汤。

【组成】菟丝子15g，覆盆子15g，醋五味子6g，女贞子15g，金樱子9g。

【功效】温肾壮阳，添精生髓，疏利肾气。

【主治】不孕不育。

【思路来源】中医学认为，肾的主要功能是藏精，主生殖和生长发育。“肾精”是人体生长发育、生殖功能的物质基础，肾的精气盛衰，影响人的生殖和生长发育的能力。肾精亏损，小儿生长发育迟缓，成年人则会出现早衰，如头晕耳鸣、精力减退、牙齿易落等。男子会出现阳痿早泄、精子少、活力减退而导致不育，女子会出现冲任两脉亏虚而不孕，故治疗不孕不育或生殖功能减退多从肾虚考虑。

五子育冲汤源于五子衍宗丸。五子衍宗丸出自《证治准绳》，因具有填精补髓、疏补肾气、种嗣衍宗之功效被历代医家所推崇，被誉为“填精补髓、温补肾阳虚的补肾经典方”，对肾阳虚损引起的各种疾病均有较好疗效，是治疗男性不育的常用方剂，有育种第一方之说。五子衍宗丸由枸杞子、菟丝子、覆盆子、五味子、车前子组成，在此基础上进行化裁，形成五子育冲汤。五子育冲汤与五子衍宗丸均由5味药组成，且均为植物的种子，故名“五子”，主要治疗不孕不育。但本方不仅治疗男性不育，亦可治疗女性不孕。女子以血为本，对女性而言，冲脉极为重要。冲脉气血充足，月经才能按时来潮。正如《素问·上古天真论》所言：“太冲脉盛，月事以时下”“太冲脉衰少，天癸竭，地道不通”。这里的“太冲脉”就是冲脉。又如“冲为血海”，因此冲脉与妊产胎育密切相关。男子能育，女子得孕，方能繁衍子嗣，故以五子育冲汤为名。

【方解】五子育冲汤由菟丝子、覆盆子、醋五味子、女贞子、金樱子组成。功能温肾壮阳，添精生髓，疏利肾气。方中菟丝子辛以温阳，甘以补虚，平补肝肾阴阳，且具有收涩之性，能补肾阳，益肾精，固精止遗。覆盆子既有补益之功，又有收敛之义，温而不燥，固而不凝。五味子五味皆备，而酸味最浓，酸甘化阴，益气生津，能补肝肾之阴，且有收涩之性，补中寓涩。女贞子味甘、苦，性凉，归肝、肾经，酒制后滋补肝肾作用更强。金樱子味酸、甘、涩，性平，具有固精缩尿、固崩止带、涩肠止泻之功。车前子味甘，性微寒，功能利尿通淋，原方寓在补而不滞，涩中有通，因有滑利之性，故弃之不用。五子相配，既滋肾阴，又补肾阳；既能益精，又能涩精，阴阳并补，补涩兼施。全方共奏补益肾精、育养冲脉之功。

【方药加减】在五子育冲汤的基础上，根据不孕不育的病因病机随症化裁，得出其类方，如五子育冲养血和血汤、五子育冲温肾填精汤、五子育冲解郁汤、五子育冲清热汤、五子育冲清湿汤。

1.五子育冲养血和血汤

主治气血不足、冲任亏虚之不孕。李时珍在《本草纲目·精论》中云：“营气之粹，化而为精”“血盛则精长，气聚则精盈”。藏精育嗣虽为肾所主，然补肾强精毋忘健脾。女子以血为先天，不孕的原因很多，然肾精不足为主要原因。肾为先天之本，脾为后天之本。先天之精藏于肾，依赖后天之精充养则盈满而壮，“阴阳和故能有子”。女子若素体血虚，或思虑过度，或劳倦内伤，致气血生化不足，血虚气弱，冲任脉亏，或不易受孕，或胎元不固。症见面色偏白、口唇色淡、月经量少色淡，甚或闭经，检查常提示卵泡发育不良，或黄体功能不良。治当益肾健脾，养血和血，在五子育冲汤的基础上加入养血和血之品，如熟地黄、当归、鸡血藤、川芎、炒白芍等。

2.五子育冲温肾填精汤

主治肾精不足之不育。男性不育多因肾精不足所致。肾为先天之本，内藏真阴而寓元阳，是发育生殖之源，人体生命之根。精子的生成有赖于肾阴的滋润和肾阳的温煦，故生育能力的有无取决于肾中真阴真阳的盛衰。肾阳不足，阴阳失和，精之生化失权，则精子生成异常。治病必求于本，本于肾之阴阳，增损纠偏，以平为期。《金匮要略·血痹虚劳病脉证并治第六》曰：“男子脉浮弱而涩，为无子，精气清冷。”所谓精气清冷，清者，精虚不足；冷者，阳虚、命门火衰。临证可见身体倦怠，畏寒肢冷，腰膝酸软无力，精神萎靡，面色㿠白或黧黑；或性欲减退，阳痿早泄，大便溏泻，甚则五更泄泻，小便清长。治以温肾填精。在五子育冲汤的基础上可配伍龟甲、桑椹、炒蒺藜、沙苑子、肉苁蓉等温肾填精之品。

3.五子育冲解郁汤

主治肝郁气滞之不育。中医学认为，肾主藏精，为生殖之根，男子以肾为本。《素问·六节藏象论》云："肾者主蛰，封藏之本，精之处也。"故治疗男性不育以补肾为要。然肝藏血，主筋，调节人体气机，不仅与肾精血互化，且司疏泄，为泄精之枢纽。《薛氏医案》就明确指出："阴茎属肝之经络。"可见，肝与生殖功能关系密切。肝气条达则神安，肝气充沛则肾精有源，精关开阖有度。若肝失条达，气机不畅，则神宜失度，故不射精也。临床可见肝气郁结、精门难开、性情易急躁、忧心忡忡、腰酸等。故男性不育从肝治疗，疏肝解郁益肾，可配伍柴胡疏肝散之类，使肝气得舒，精门得开。

4.五子育冲清热汤

主治肝郁化火之不孕。不孕的治疗比较复杂且时间较长。患者往往有较重的精神压力，从而导致肝气郁结，郁能化热，症见目赤面赤、头晕、口干口苦、小便黄、大便不通等。肝失疏泄，郁而化火，必将导致肾藏精疏泄失调。故对于肝郁血热型不孕，治以疏肝清热凉血，配伍丹栀逍遥散。方中牡丹皮具有清热凉血之效，白术具有健脾益气之效，茯苓具有健脾利水之效，栀子具有清热利湿、凉血解毒之效，白芍具有平抑肝阳、补血养血之效，当归具有补血和血之效，柴胡具有疏肝和胃、升阳举陷之效，薄荷具有疏风散热之功。牡丹皮配栀子，能泻血与三焦之火；茯苓配白术，能健脾利湿，使营血生化充裕；当归、白芍与柴胡配伍，可令肝气条达。全方具有疏肝清热、健脾和中、养血调经之功。

5.五子育冲清湿汤

主治湿热下注之不孕不育。湿热之邪随经脉下注于前阴，湿热熏蒸，致女子外阴瘙痒，带下量多、色黄黏稠。阴部不适，不欲行房事。纵有房事，精子脱离精液，难以穿过质稠的白带，从而不易受孕。阴部湿热，使睾丸温度过高，导致精子成活率降低。临床可见身热不扬、头痛而重、身重困倦、口苦、胸闷、尿黄而短。治以益肾清热利湿，可配伍炒黄柏、川萆薢、石菖蒲等清热利湿之品，清湿降火，为性生活提供良好环境。

【验案】

案一

方某，女，28岁。初诊时间：2017年9月18日。

主诉：未避孕不孕两年余，月经量少两年余。

诊查：患者3年前发现尿蛋白（+++），住院治疗行肾穿刺示IgA肾病，系膜增生伴肾小球硬化。采取对症支持治疗1年，24小时尿蛋白定量下降，稳定在300~500mg/24h，准备怀孕。两年来未避孕而不孕。现腰酸腰痛，月经量少、夹血块、色暗红。末次月经9月10日，经期28~32天。易急躁，心烦易怒，纳眠尚可，二便调，舌淡暗，苔白，脉弦细。

中医诊断：不孕（脾肾两虚，气虚血瘀）。

西医诊断：不孕症；IgA肾病。

辨证分析：患者既往有IgA肾病，脾肾两虚，气虚血瘀。肾为腰之府，肾虚故腰酸腰痛，月经推迟、量少；气虚血瘀，故经色暗、有血块；冲脉失养，故不能有子。

治法治则：补肾益精，养血和血，通络祛瘀。

处方：五子育冲养血和血汤化裁。菟丝子15g，覆盆子15g，醋五味子6g，女贞子15g，金樱子9g，熟地黄15g，牛膝15g，当归12g，鸡血藤30g，川芎15g，炒白芍10g。7剂，1日1剂，水煎，分早晚两次服。

9月25日二诊：仍腰酸，时而口干，饮水不缓解，眠差，多梦易醒，纳可，二便调，舌淡红，苔白，脉细弱。初诊方减鸡血藤，加旱莲草15g，桑寄生20g，制远志10g，炒酸枣仁9g。7剂，1日1剂，水煎，分早晚两次服。

10月2日三诊：药后腰酸缓解，口中无味，纳少，眠可，易疲乏，烦躁，时而腹泻。

处方：五子育冲汤合四君子汤加减。炒党参15g，黄芪15g，麸炒白术15g，茯苓30g，甘草3g，陈皮15g，菟丝子15g，覆盆子15g，醋五味子6g，女贞子15g，金樱子9g。服法同前。

后一直规律复诊，处方大多以五子育冲汤化裁，月经按时来潮，量较前增多，血块减少，腰酸腰痛等症状改善，尿蛋白定量控制平稳。

连续服药3个月，2017年12月27日就诊时诉月经推迟1周未至，查血人绒毛膜促性腺激素（HCG）1674mIU/mL。继续保胎至12周。患者于2018年8月生下一女。

【按语】不孕是指育龄期女子婚后或末次妊娠后夫妇同居两年以上，男方生殖功能正常，以未避孕而不受孕为主要表现的疾病。不孕症的发生率占育龄妇女的8%~17%，平均10%左右。配偶生殖功能正常，未避孕而不受孕者称原发性不孕。《山海经》称“无子”，《备急千金要方》称“全不产”。如曾生育或流产，无避孕而又两年以上不再受孕者，称继发性不孕，《备急千金要方》称“断绪”。《素问·骨空论》有不孕之名。《备急千金要方》在篇首有相关论述。历代妇科医籍均有“求嗣”“种子”“嗣育”门加以研究。

经、孕、产、乳是女性特殊的生理特点，决定了女性的生理“以血为主，以血为用”。《陈素庵妇科补解》云：“冲脉之盛，由各经之血一并灌注……诸经之脉盛则灌注血海，而月事使得三旬一下，无过无不及也。”又云：“……自然孕子，全赖气盛血和，无过不及，故能和而有子。”说明孕育的基础是任冲二脉气血调和。精卵结合之后，胚胎之初也全赖气血充足，精子正常着床发育。如《圣济总录》云：“胚胎之始，赖血气以滋育。若妊娠血气盛强，阴阳之至和，相与流薄于一体，唯能顺时数，谨人事，勿动而伤，则生育之道得矣。”女子素体血虚，或思虑过度，或劳倦内伤，可致气血生化不足。血虚气弱，冲任脉亏，或不易受孕，或胎元不固。故调经促孕时，需调补气血。一方面培补脾土，使后天气血生化之源充实，如《景岳全书·妇人规》曰：“调经之要，贵在补脾胃以资血之源，养肾气以安血之室。”另一方面培扶正气，益气生血，可重用黄芪益元气，补三焦，助血行。故治疗血虚型不孕时，宜益肾养血和血，在五子育冲汤的基础上配伍熟地黄、当归、鸡血藤、川芎、炒白芍等补血养血药。本案患者IgA肾病1年，服用过激素，故脾肾两虚，气血生化乏源，不仅血虚，且血瘀经脉，故治以益肾和血养血。五子育冲汤有补益肾精、育养冲脉之功，诸药合用，补血养血活血，气血和则经脉通，胞宫自养，故能有子。

案二

潘某，男，31岁。初诊时间：2019年10月9日。

主诉：精子活力低下半年。

诊查：患者结婚两年余，夫妻同居，未避孕，性生活正常，妻子一直未能怀孕。半年前于金华市某医院检查，精液常规示精液量2.0mL（正常≥1.5mL）；酸碱度 7.2，精子活动率向前运动24%（正常≥32%）、向前运动+非向前运动20%（正常≥40%），精子总数16.9×10^6/L（正常≥39×10^6/L/1次射精），精子浓度8.5×10^6/mL（正常≥15×10^6/mL）。妻子妇科检查未见明显异常。患者未诉明显不适，勃起功能正常，偶尔腰酸，心情焦虑，平素畏寒，二便调，胃纳、睡眠可。舌淡红，苔薄，脉沉细。

中医诊断：少精弱精症（肾虚肝郁）。

西医诊断：不育症。

辨证分析：患者精子检测发现精子数量及质量均不足，属少精弱精症。肾藏精，主生殖，肾的精气盛衰对生殖能力有直接的影响。肾精不足，难以生殖，故肾虚是少精弱精的主要原因。肾虚则腰酸。肾精亏虚，肾阳不足，故平素畏寒，舌淡红，苔薄，脉沉细。婚后长期不育在精神上造成一定压力，肝气郁滞，故心情焦虑。

治法治则：温肾填精，疏肝理气。

处方：五子育冲解郁汤加减。菟丝子15g，覆盆子15g，醋五味子6g，女贞子15g，金樱子9g，熟地黄15g，生地黄15g，炒山药30g，牡丹皮6g，巴戟天10g，泽泻15g，桑椹15g，知母10g，升麻9g，柴胡12g，陈皮15g，芍药12g，韭菜子10g，鹿角霜10g（先煎）。7剂，1日1剂，水煎，分早晚两次服。

10月16日二诊：患者诉平时无腰酸腰痛，劳累后出现腰酸痛，双下肢乏力，平素畏寒，舌淡红，苔薄边缺齿，脉沉细。

处方：菟丝子15g，覆盆子12g，醋五味子6g，女贞子15g，金樱子15g，熟地黄15g，炒山药15g，牡丹皮10g，泽泻12g，桑椹15g，炒黄柏10g，淫羊藿12g，茯苓30g，小茴香6g，怀牛膝15g，韭菜子10g，仙茅12g，当归10g，川芎15g，鹿角霜10g（先煎）。7剂，1日1剂，水煎，分早晚两次服。

10月23日三诊：病情稳定，腰酸症状改善，舌淡红胖，苔薄白，脉沉细。患者下周外出，计划过年时回金华，考虑病情稳定且复诊不便，故予膏方一料。

熟地黄200g，炒山药300g，牡丹皮120g，茯苓300g，泽泻180g，山茱萸200g，生黄芪200g，炙黄芪150g，炒白术200g，芡实200g，菟丝子180g，金樱子200g，覆盆子150g，盐益智仁120g，锁阳100g，炒黄柏100g，绵萆薢160g，石菖蒲160g，韭菜子120g，鹿角霜200g（先煎），肉苁蓉200g，陈皮100g，砂仁150g（后下），炙远志100g，炒薏苡仁300g，土茯苓180g，沙苑子200g，炒蒺藜200g，桑椹200g，女贞子180g，枸杞子150g，核桃仁200g，大枣100g，木香90g，厚朴花100g，龟胶200g，鹿角胶150g，升麻100g，柴胡100g，黄酒300g，冰糖300g。

后患者因一直在外工作未复诊，故电话询问。患者诉3月份在当地医院检查精液常规，精子活动率前向运动30%、前向运动+非前向运动25%，较前有所提高。

【按语】少精弱精症属中医“精冷”“精少”“精稀”范畴，均称不育或无子。该病多因肾精不足、瘀血阻滞、气虚血亏、湿热下注所致，与肝、肾、脾、湿、瘀等有关。治疗上多以滋肾、补肾、益气温阳为主，兼以清热利湿，活血祛瘀，药用五子衍宗丸或右归丸加减。本病的发生发展与肝关系密切，因“肝足厥阴之脉……循股阴，入毛中，过阴器……阴器不用，伤于内则不起，伤于寒则阴缩入，伤于热则纵挺不收”(《灵枢·经脉》)。肝肾同源，肝血旺则肾精足。肝主疏泄，主肾精固藏与排泄。肝失疏泄，影响肾精的生成、固藏和排泄，所以肝郁肾虚是少精弱精症的发病原因之一。临床上不育症多兼肝郁，单纯的肾气肾精亏虚往往不多，而肝郁肾虚者较为多见。五子育冲解郁汤疏肝理气，补肾填精。患者初诊以肾精亏虚为主，兼肝郁气滞，故五子育冲解郁汤化裁，益肾精，理肝气。同时取六味地黄丸之意，加熟地黄、生地黄、炒山药、牡丹皮、泽泻等滋补肾阴；韭菜子、巴戟天等温肾阳，阴阳并补。二诊畏寒症状较为突出，故原方基础上加鹿角霜、仙茅、淫羊藿等温肾壮阳药。肾阳为人体一身阳气之根本，肾阳充足，则全身阳气充足，可从根源上改善畏寒症状。三诊诸症减轻，病情稳定，鉴于患者服汤药不便，故改用膏方，以五子育冲汤、六味地黄丸、补中益气汤等为基础，加沙苑子、炒蒺藜、鹿角胶、龟胶等补益肾精，韭菜子、鹿角霜、肉苁蓉等温肾助阳。药后患者精子活动度较前改善。

十五、二仙二至汤

【名称】二仙二至汤。

【组成】女贞子10g，旱莲草15g，仙茅10g，淫羊藿10g。

【功效】温肾补精，阴阳并补。

【主治】绝经前后诸证。

【思路来源】该方主要用于治疗绝经前后诸证。女性绝经前后会出现烘热面赤、汗出、精神倦怠、烦躁易怒、头晕目眩、耳鸣、心悸、失眠健忘、腰背酸痛，或伴有月经紊乱等与绝经有关的症状。本病之根本原因乃天癸渐衰所致。《素问·上古天真论》云："女子七岁，肾气盛，齿更发长；二七而天癸至，任脉通，太冲脉盛，月事以时下，故有子……七七任脉虚，太冲脉衰少，天癸竭，地道不通，故形坏而无子也。"女子绝经前后即是天癸由少至衰之时。天癸与肾中精气的盛衰密切相关。天癸的盛衰依托并决定着肾中所藏精气的变化。肾中精气充盛到一定程度即产生"天癸"。女子近七七之年，肾中精气衰，故"天癸"竭。固护"天癸"是通过滋养肾精得以实现的。《素问·生气通天论》曰"阴平阳秘，精神乃治"，强调阴阳平衡对人体的重要性。中医治疗绝经前后诸证的法则和目的是使阴阳双方复归"阴平阳秘"状态。天癸渐绝，阴精不足，阴虚而生内热，津液不固，虚阳上越，故而烘热汗出。治以滋补肾阴为法，阳病而治阴，"壮水之主，以制阳光"，方用二至丸。该方源自《证治准绳》，为补益肝肾之阴之要方。方中女贞子配旱莲草，女贞子滋养肝肾之阴，性质平和，作用缓和，为清补之品。该方仿朱丹溪滋阴之意，在二至丸的基础上配伍生地黄，更是先师许锡珍临床养阴汤之头方。用药注重阴阳互根互用，避免单纯使用补阴或补阳之品，根据《景岳全书·补略》所言的"善补阴者，必于阳中求阴，则阴得阳升而泉源不竭"，补阴当于阳中求阴精之长，补阳当于阴中求阳气之生。故兼用二仙汤，仙茅、淫羊藿等温肾阳，强筋骨，以使阴精化生有源。

本方取二仙汤和二至丸之君药加减而成，故名二仙二至汤。

【方解】二仙汤来源于《妇产科学》，由仙茅、淫羊藿、当归、巴戟天、黄柏、知母组成，有温肾阳、补肾精、泻肾火、调冲任之功。主治女性月经将绝未绝、经期或前或后、经量或多或少、头眩耳鸣、腰酸乏力、两足欠温、时而怕冷、时而烘热、舌淡、脉沉细者。方中仙茅、淫羊藿、巴戟天温肾阳，补肾精；黄柏、知母泻肾火，滋肾阴；当归温润养血，调理冲任。全方配伍的特点是壮阳药与滋阴泻火药同用，以适应阴阳俱虚于下而又有虚火上炎的复杂证候。因该方以仙茅、淫羊藿（亦称仙灵脾）二药为主，故名二仙汤。

二至丸来源于《医方集解》，由女贞子、墨旱莲组成。功能补益肝肾，滋阴止血。主治肝肾阴虚，眩晕耳鸣，咽干鼻燥，腰膝酸痛，月经量多。女贞子甘平，为少阴之精，隆冬不凋，其色青黑，益肝补肾。墨旱莲甘寒，汁黑入肾补精，能益下荣上，强阴黑发。依据《医方集解》的说法，“二至”是指采药季节。女贞子采于冬至前后，旱莲草采于夏至前后。冬至乃一阳初动，夏至乃阴气微降。此时采集二药，得四季初生之阴阳，对于补益先天之本的肾脏有独特之妙处。

总体而言，二仙汤以补肾阳为主，二至丸以补肾阴为主，两方合用，阴阳并补，以达阴平阳秘之平和状态。

【方药加减】在二仙二至汤的基础上，根据绝经前后诸证的具体病因病机化裁出类方，如丹栀二仙二至汤、补肾强骨二仙二至汤、养阴清热二仙二至汤。

1.丹栀二仙二至汤

主治肝郁化火型绝经前后诸证。天癸渐竭，冲任二脉虚衰，肝肾同源，故肝阴血亦亏。肝体阴而用阳，肝阴不足则肝阳偏亢，日久不愈，忧思过度，肝气郁结，郁而化火伤阴。肝郁则脾虚，气血不调，从而加重肝之阴血不足。临床表现为烦躁易怒、自汗盗汗、头痛目赤、月经不调、少腹疼痛、舌红、苔薄黄、脉弦虚数。治以清肝泻火，和血调经。可配伍丹栀逍遥散等疏肝养血。肝气舒畅，脾胃健运，则经血调和。

2.补肾强骨二仙二至汤

主治肾虚骨痿型绝经前后诸证。《内经》云“肾生骨髓”（《素问·阴阳应象大论》）“其充在骨”（《素问·六节藏象论》）。肾为先天之本，肾在体为骨，主骨生髓。肾之精气充盛，骨髓充养，则骨骼强健。反之，肾精虚少，骨髓生化不足，不能充养骨髓而发骨痿。临床上常表现为更年期骨质疏松、易骨折。

治以补肾强骨。可配伍肉苁蓉、骨碎补、菟丝子、怀牛膝、醋龟甲、鸡血藤等补益肝肾之品。肾精充足，则骨髓生化有源。

3.养阴清热二仙二至汤

主治阴虚火旺型绝经前后诸证。更年期时冲任二脉亏虚，肾之精血日趋不足，阴液枯竭，各脏腑失其滋润，从而导致脏腑功能失调。症见阴虚阳亢、虚热上扰、阴虚潮热或骨蒸潮热、五心烦热、神志受抑等。治以滋阴清热。在养阴清热的基础上阳中求阴，故用小剂量二仙加青蒿、秦艽、牡丹皮、赤芍、知母等滋阴清热之品。

【验案】

案一

高某，女，50岁。初诊时间：2020年3月9日。

主诉：夜寐欠佳1年余，加重5个月。

诊查：患者1年前绝经后出现夜寐差，乏力，口服芬吗通3个月，夜寐稍有好转。5个月前失眠加重，多梦。烦躁易怒，伴心慌，易疲乏，偶尔口服安定入睡，大便溏薄，胃纳欠佳。脚踝等全身关节疼痛，偶尔眩晕，口苦不明显，口干，夜尿频、有漏尿。舌红，苔薄糙，脉细。

中医诊断：绝经前后诸证（肝肾两虚）。

西医诊断：更年期综合征。

辨证分析：患者年过五旬，肾气渐衰，天癸将竭，肝失水涵。加之忧思恼怒，日久而致肝气郁结。郁而化火，心神受扰，心肾不交，故失眠多梦。肝气乘脾，脾失健运，故大便溏薄。

治法治则：滋补肝肾，调和阴阳。

处方：炒山药15g，酒萸肉15g，茯苓30g，泽泻15g，牡丹皮9g，炒党参15g，炒黄柏10g，知母10g，蜜桂枝10g，煅龙骨30g（先煎），仙茅10g，焦栀子6g，合欢皮30g，女贞子15g，旱莲草15g，百合20g，茯神30g，淮小麦30g。7剂，每日1剂，水煎，分早晚两次服。

3月18日二诊：药后症状缓解，但仍口干口苦，五心烦热，舌红，苔薄黄糙，脉细。

处方：炒山药15g，酒萸肉15g，茯苓30g，泽泻15g，牡丹皮9g，炒生地黄30g，炒黄柏10g，知母10g，蜜桂枝6g，煅龙骨30g（先煎），仙茅10g，焦栀子

6g，合欢皮30g，女贞子15g，百合20g，茯神30g，淮小麦30g，柴胡10g，煅牡蛎30g（先煎），梅花6g。7剂，每日1剂，水煎，分早晚两次服。

4月1日三诊：患者诉一诊症状及口苦口干减轻，五心烦热仍有，舌红暗，苔薄，脉细。

处方：牡丹皮9g，焦栀子6g，柴胡12g，煅龙骨30g（先煎），蜜桂枝9g，当归9g，麸白芍15g，炒白术15g，茯苓30g，茯神30g，九节菖蒲9g，煅磁石30g（先煎），合欢皮30g，百合20g，仙茅10g，淫羊藿10g，炒黄柏10g。7剂，每日1剂，水煎，分早晚两次服。

4月13日四诊：睡眠较前好转，口苦口干、五心烦热时有，偶尔头痛，舌红暗苔薄，脉细。

处方：牡丹皮9g，焦栀子6g，柴胡12g，煅龙骨30g（先煎），蜜桂枝9g，当归10g，麸白芍15g，炒白术15g，茯苓30g，茯神30g，九节菖蒲9g，煅磁石30g（先煎），合欢皮30g，百合20g，淫羊藿15g，炒黄柏10g，川芎15g，薄荷6g。7剂，每日1剂，水煎，分早晚两次服。

后患者未复诊。电话随访，得知初诊症状偶有，基本已愈。

【按语】不寐又称失眠。《素问·阴阳应象大论》云："年四十，而阴气自半也，起居衰矣。"《傅青主女科》云"经水出诸肾""经水早断，似乎肾水衰涸"，指出肾与女子的生长、发育和衰老密切相关。《重辑严氏济生方·妇人门崩漏论治》云"肝为血之府库"。清代唐容川在《血证论·寤寐》中云："肝病不寐者，肝藏魂，人寤则魂游于目，寐则魂返于肝。若阳浮于外，魂不入肝则不寐，其证并不烦躁，清睡而不得寐，宜敛其阳魂，使入于肝。"指出肝藏血功能的正常与否与失眠直接相关。《灵枢·天年》曰："五十岁，肝气始衰，肝叶始薄。"围绝经期妇女经过孕、产，以及生理上的自然衰老，常因"妇人之生，有余于气，不足于血"而出现阴血不足的情况。此期肝气渐衰，藏血功能受损。肝血不足，魂不得藏，则不易入睡。人到中年，五脏六腑经脉等生理功能皆由充盛转向衰落，阴气也随之衰落。因每个人的生活习惯与先天禀赋不同，故肝肾阴虚的程度有所不同。肝肾同源，肝肾阴液相互资生，相互影响。子病犯母，母病及子，同盛同衰。在生理状态下，阴阳平衡，阴制约着阳使其不外越，各脏有条不紊地发挥正常的功能，故《素问·阴阳应象大论》说："阴在内，阳之守也；阳在外，阴之使也。"肝阴亏虚，很容易累及肾阴，使之亏虚。

肾阴亏虚则无力滋养肝脏。肝脏阴阳失衡，虚弱的肝阴不能有效地制约肝阳，则肝阳成为亢阳，失去制约的亢阳上冲清窍，则使人头昏脑胀，难以安睡。心在上，属火；肾在下，属水。在生理状态下，心火和肾水升降协调。心中之火下降至肾，温煦肾阳，使肾水不寒。肾中之水上升至心，涵养心阴，使心火不亢。如此水火既济，发挥正常的生理功能。若肾水不足，心火失济，则心火偏亢，或心火独炽，暗耗肾阴，以致肾水亏于下无力济心火，心火亢于上而扰乱心神，心神不安，故失眠多梦。本案患者适值五旬，天癸已竭，阴阳失和，肝肾阴虚，故易疲乏；心神失养，且虚火扰动心神，心火偏亢，故烦躁易怒，伴心慌，夜寐欠佳，不易入睡。辨证属肝肾阴虚，故治以滋补肝肾，调和阴阳。方用二仙二至汤合六味地黄汤加减。二诊口干口苦、五心烦热症状突出，故加入炒生地黄滋阴清热，梅花疏肝解郁透热。三诊时口苦口干等症仍未缓解，心情急躁，舌红暗，苔薄，脉细，考虑肝郁化火，故改方为二仙汤合丹栀逍遥散加减。四诊时诸症减轻，故效不更方，再予7剂巩固疗效。

案二

孙某，女，55岁。初诊时间：2020年5月25日。

主诉：双下肢乏力1月余。

诊查：患者1个月前爬山后出现双下肢酸软无力，久行后吃力，腰骶部酸痛不适，夜寐欠佳。神志清，精神一般，纳可，眠差，二便调。舌红，苔薄，脉弦细。

中医诊断：骨痹（肝肾两虚）。

西医诊断：骨质疏松症。

辨证分析：患者年过五十，出现任脉亏虚、太冲脉衰微、天癸枯竭等肾阴亏虚为主的生理性退变。“肝为罢极之本”。患者因爬山过度劳累出现双下肢乏力，久行伤肝。舌红、苔薄、脉弦细为肝肾阴虚之征。

治法治则：补益肝肾，强筋壮骨。

处方：炒生地黄15g，炒山药15g，山茱萸15g，茯苓30g，泽泻15g，牡丹皮6g，仙茅10g，淫羊藿10g，女贞子10g，旱莲草10g，骨碎补10g，川牛膝10g，盐杜仲10g。7剂，每日1剂，水煎服，分两次温服。

6月1日二诊：药后行走吃力改善，腰背部酸楚，舌脉同前。上方加桑寄生15g。7剂，每日1剂，水煎服，分两次温服。

6月8日三诊：患者感腰酸减轻，近期睡眠欠佳，舌红，苔薄，脉细。二诊方中加茯神30g。7剂，每日1剂，水煎服，分两次温服。

6月15日四诊：药后诸症减轻。上方继续服用两周后，诸症改善明显，恢复如初。

【按语】骨质疏松可归于中医“骨痿”“骨痹”“骨枯”“骨痛”“虚劳”等范畴。叶天士有“女子以肝为先天”之说。绝经后女性多肝郁失疏，郁而化火，耗伤阴血，终致肝肾俱虚，筋骨失养，髓枯筋燥而筋骨痿弱不用。肾为先天之本，主骨生髓，肾精充足则骨髓生化有源，骨骼强健有力。肾精亏虚则骨髓生化乏源，骨骼失养，骨密度降低而发生骨质疏松。《素问·痿论》曰：“有所远行劳倦，逢大热而渴，渴则阳气内伐，内伐则热舍于肾。肾者水脏也，今水不胜火，则骨枯而髓虚，故足不任身……肾气热则腰脊不举，骨枯而髓减，发为骨痿。”因此，肾虚为本病的主要病因。肾为生气之根，先天之肾是津液的主体，所化生之元气可通过三焦流行于全身，推动及调控身体的生理活动。如受损则可致关节屈伸不利、酸痛，进一步发展而成骨质疏松。肝者藏血，血舍魂。肝气虚则恐，恐则伤精，精虚则骨痿。脾者后天之本，运化水谷，滋养先天之精，主四肢。肝肾不足、脾胃虚损是骨质疏松发病的关键病机。患者腰部酸痛、双下肢乏力、舌红、苔薄、脉弦细为肝肾阴虚之表现。肝肾亏虚，精亏血少，髓失所养则骨痿，遂生本病。治以补益肝肾，强筋壮骨。方用补肾强骨二仙二至汤加减。方中仙茅、淫羊藿补肾阳；女贞子、旱莲草滋肾阴；炒生地黄、炒山药、山茱萸、茯苓、泽泻、牡丹皮乃六味地黄丸之方；骨碎补、川牛膝、盐杜仲补益肝肾，强健筋骨。二诊腰背酸楚明显，故加桑寄生。桑寄生味苦、甘，性平，归肝、肾经，具有祛风湿、补肝肾、强筋骨功效，《本草求真》谓其为补肾补血要剂。三诊睡眠欠佳，故加茯神宁心安神。四诊诸症减轻，谨守原方，巩固治疗。

案三

李某，女，53岁。初诊时间：2020年10月12日。

主诉：烘热汗出1个月，加重1周。末次月经2017年12月1日。

诊查：患者诉1个月前无明显诱因出现颜面部烘热感，汗多，时好时坏。近1周午后颜面部烘热感尤甚，夜间汗多，手足心热，性情急躁，夜寐焦躁难安，睡眠欠佳，纳食尚可，大便偏干、1~2日一行，偶有尿失禁，舌尖红，苔薄黄，脉细。

中医诊断：汗证（肾阴亏虚，心神失养，心肾不交）。

西医诊断：更年期综合征。

辨证分析：患者系绝经后女性，症见潮热汗出、性格急躁、失眠等。汗为心之液，因阳气蒸腾、津液外泄而生。阴虚不得敛阳，阳失固护，腠理开阖失司，营阴外泄而汗多。“血为气之母”，气化失常，精气血津液代谢失调，故手足心热、睡眠欠佳。

治法治则：滋阴补肾，宁心安神。

处方：黄芪20g，青蒿15g，鳖甲15g（先煎），生地黄15g，牡丹皮6g，地骨皮6g，当归15g，川芎10g，茯神30g，远志6g，煅龙骨30g（先煎），煅牡蛎30g（先煎），浮小麦30g，淮小麦30g，麻黄根15g，覆盆子10g，醋香附12g，月季花15g，梅花15g。7剂，每日1剂，水煎，分两次温服。

10月17日二诊：药后上述症状均较前改善，唯大便难解。上方加炒枳壳30g，7剂，服法同前。

药后诸症明显缓解，又予两周巩固治疗，症状明显好转。

【**按语**】潮热往往是绝经期女性就诊的首要症状。更年期烘热、汗出是绝经前后诸证常见的病证。西医学认为，女性随着年龄的增长，以及其他原因而导致卵巢功能衰退，雌性激素下降，内分泌功能失调，以至月经周期紊乱、绝经。女性绝经后，机体从成熟旺盛走向衰老，因经、孕、胎、产数伤于血，故阴血不足。年届绝经期，太冲脉衰少，血海空虚，肾气渐衰，天癸将竭。肾之阴液不足，不能涵养肝木，使机体处于阴血不足而阳气相对有余的病理状态。其病机多为肾阴虚。阴虚则阳亢，并生热化火，故而潮热。西医称潮热为血管运动性潮热，视为女性卵巢功能衰退的标志，约80%的自然绝经女性会发生潮热。潮热为机体的一种主观感觉，即面部、颈部和胸部突然感觉强烈的发热甚至大量出汗，伴有客观表现，如心悸、焦虑、易怒、恐慌，表皮血管舒张，随之体温下降。治以调整阴阳，“补其不足”。如《素问·至真要大论》所言，“谨察阴阳所在而调之，以平为期”，恢复机体的阴阳平衡，以促进本病康复。方用青蒿鳖甲汤合小剂量二仙化裁。方中青蒿、鳖甲、地骨皮清虚热；黄芪益气养血；川芎、牡丹皮、生地黄养血活血；茯神、煅龙骨、煅牡蛎镇静安神宁心；远志、覆盆子交通心肾；浮小麦、淮小麦、麻黄根敛阴止汗；香附、梅花、月季花理气活血；当归养血润肠。二诊症状趋于好转，大便难解症状突出，故加炒枳壳，通利肠道。后继续原方巩固治疗，症状明显改善。

十六、利水汤

【名称】利水汤。

【组成】葫芦壳30g，冬瓜皮15~30g，玉米须30g，炒车前子30g（包煎），地骷髅15g。

【功效】利水消肿。

【主治】水肿。

【思路来源】水肿是因体内水液潴留，泛滥肌肤，引起头面、眼睑、腰背、四肢甚至全身浮肿的一类病证，病因病机复杂。水肿根据症状不同，又分为风水、石水、涌水。《金匮要略》称之为水气，并强调了水与气的密切关系。参与水液代谢的脏腑主要是肺、脾、肾、三焦、膀胱等。其中,肺起到宣发肃降、通调水道、下输膀胱的作用，故称“肺为水上之源”。脾有运化、转输功能，故有“其制在脾”之说。膀胱具有藏津、气化、排尿功能，故称为“州都之官，津液藏焉，气化则能出矣”（《素问·灵兰秘典论》）。三焦是水液升降的道路，通过气化发挥决渎作用，故有“水之入于口而出于便者，必历三焦”（《内经之要》）之说。肾通过肾阳的气化功能蒸化水液，升清降浊，在代谢过程中起主导作用，故称“肾者水脏”“肾者，胃之关也，关门不利，故聚水而从其类也”（《素问·水热穴论》）。总之，水肿病的发生与肺、脾、肾三脏功能减退或障碍相关，三焦气化失司，则水泛肌肤为肿。

《黄帝内经》对水肿病提出了3种治疗方法，“开鬼门，洁净府，去宛陈莝”（《素问·汤液醪醴论》），使体内潴留之水液有路可出。本方以利水而达到消肿之功，故名为利水汤。

【方解】葫芦壳味甘，性平，入心、小肠经，具有利水消肿功效，用于治疗面目浮肿、水肿腹水、脚气肿痛等。《余居士选奇方》云：“治中满鼓胀：三五年陈壶芦瓢一个，以糯米一斗作酒，待熟，以瓢于炭火上炙热，入酒浸之，如此三五次，将瓢烧存性研末。每服三钱，酒下。”冬瓜皮味甘，性寒，归脾、小肠经。《滇南本草》云："冬瓜皮可止渴，消痰，利小便。"《摘玄方》云："治肿胀：用半斤，同冬瓜皮半斤，紫苏根叶半斤，生姜皮三两。煎汤熏洗，暖卧取汗。洗三次，小便清长，自然胀退。"玉米须味甘、淡，性平，归肾、肝、胆经，有利尿消肿、平肝利胆之功。《现代实用中药》云："玉米须为利尿药，对肾脏病、浮肿性疾患、糖尿病等有效，又为胆囊炎、胆石、肝炎性黄疸等的有效药。"车前子味甘，性寒，归肝、肾、肺、小肠经，可清热利尿通淋，渗湿止泻，明目祛痰。地骷髅味甘、微辛，性平，归脾、胃、肺经，主治食积气滞，腹胀痞满，痢疾，咳嗽痰多，消渴，脚气，水肿。诸药合用，共奏利水消肿之功，为治疗各型水肿的基础方。

【方药加减】在利水汤的基础上，根据辨证论治，可化裁出类方，如祛风利水汤、温阳利水汤、理气利水汤、祛瘀利水汤、养阴利水汤。

1.祛风利水汤

主治风水所致水肿，症见感受风邪后，颜面部随即浮肿，继而四肢及全身皆肿，畏寒项强，鼻塞流涕，咳嗽，小便不利，舌红，苔黄腻，脉浮滑数。治以祛风解表，宣肺利水。可配伍麻黄连翘赤小豆汤加减，药如净麻黄、川桂枝、汉防己、连翘、赤小豆、浮萍等。麻黄可解表散邪，又可开提肺气以利水湿；连翘、赤小豆、浮萍祛风清热利湿；防己祛风化湿，益气固表，可逐周身之湿。

2.温阳利水汤

主治阳虚水湿所致水肿，症见畏寒，四末不温，全身浮肿、腰以下明显，小便短少，脘腹胀满，大便稀溏，舌淡，苔白滑，脉沉细。治以温脾益肾，化气利水。可配伍白术、茯苓、制附片、淫羊藿、猪苓、花椒、桂枝等。茯苓利水渗湿，健脾宁心，长于通利小便，主祛除湿邪；白术益气健脾，燥湿和中，两者合用，大大提升健脾利水化湿之功；桂枝辛甘而温，发汗解肌，温通筋脉，助阳化气，与茯苓共用，上补心阳之不足，中能温中降逆，下则温通血脉。

3.理气利水汤

主治气机郁滞所致水肿，症见情绪抑郁，急躁易怒，胸中气塞，腹胀嗳气吞酸，甚或矢气频频，兼水肿少尿，舌红，苔薄黄，脉弦。治以行气化滞，利水消肿。可配伍柴胡、制香附、川芎、薄荷、白术、当归、炒枳壳等理气之品。中焦气机得利，上下二焦自利，则水液运行通畅。

4.祛瘀利水汤

主治瘀水互结所致水肿，症见疾病日久而水肿，舌暗红、有瘀斑，苔薄，脉细涩。治以活血祛瘀，利水散结。可配伍泽兰、益母草、柴胡、蒲黄、桃仁、丹参等活血化瘀之品。《金匮要略》言："血不利则为水。"水病者亦可及血，水饮内聚，阻遏脉道，瘀血由生。古云"水道易通而血道难开"，故应活血祛瘀以利水。

5.养阴利水汤

主治阴虚所致水肿，症见面色潮红，头晕头痛，心悸失眠，腰酸遗精，双下肢乏力，或肢体微颤，舌红少苔，脉细。治以养阴清热，利水消肿。可配伍茯苓、猪苓、滑石、泽泻、阿胶等滋阴利水之品。本方利水而不伤阴，滋阴而不碍湿。水湿祛，邪热清，阴津复，诸症自除。

【验案】

案一

谢某，女，26岁。初诊时间：2007年6月21日。

主诉：引产后全身浮肿1月余。

诊查：患者40天前因妊娠6个月全身高度浮肿，血压高，胸闷气闭，某医院妇产科诊为妊娠高血压危象，降压后引产。诊见全身水肿，颜面浮肿，连头皮都按之凹陷，腹部膨隆，腹胀难受，小便量少，大便溏而难解，神疲倦怠，面色㿠白，胃纳呆滞，腰酸畏寒，胸闷咳嗽，动则喘促，舌淡红胖、边缺齿，脉沉细。

中医诊断：水肿（气阳虚，肺、脾、肾三脏功能失调）。

西医诊断：妊娠水肿。

辨证分析：患者妊娠加引产损伤气血阴阳。气虚故神疲倦怠、胸闷咳嗽、动则喘促；阳虚导致水之蒸腾气化不利，故全身水肿、颜面浮肿、腹部膨隆、腹胀难受、小便量少、大便溏而难解；阳气不布，故面色㿠白、畏寒。舌淡红胖、边缺齿、脉沉细均为气阳虚表现。

治法治则：健脾补肾，温肺利水。

处方：真武汤合五苓散、己椒历黄丸加减。黄芪60g（先下），白术30g，茯苓30g，党参15g，制附片12g（先下），淫羊藿20g，猪苓15g，葶苈子15g，花椒9g，炙桂枝12g，防己9g，陈皮12g。1剂观察是否有效。当日服后尿量增多，腹胀减轻，气急略平。续服3剂后尿量大增，浮肿减轻，气急平。

原方加生姜皮9g，炒苍术12g，大腹皮9g，续服7剂。

药后浮肿大退，腹胀、胸闷、咳嗽、喘促消失，胃纳增加。唯神疲倦怠，腰酸面㿠，大便溏薄仍存，改拟健脾补肾、温化利湿之剂，连服两个月得健。

【按语】水肿之病首辨阴阳。阳水由外湿或疮毒所致，夹风邪犯肺卫，起病急，病程短，首发头面，迅速遍及全身，为标实之证，可兼有寒热，脉多濡滑。阴水多脾肺气虚或肾精不足，或三焦气化无力所致，起病缓，病程长，水多从足踝起，逐渐上延，脉多沉迟。病为本虚。

关于水肿病的治疗，《素问·汤液醪醴论》云："平治于权衡，去宛陈莝，微动四极，温衣，缪刺其处，以复其形。开鬼门，洁净府，精以时服，五阳已布，疏涤五脏。"利水渗湿即"洁净府"。五苓散为代表方。方中泽泻淡渗利湿为君；辅以桂枝甘温辛通，白术健脾利水，通利膀胱。诸药合用，共奏化气行水之功。《素问·阴阳别论》云"三阴结，谓之水"。水气病主要因中阳虚寒、水气不化所致，与脾、肺、肾三脏关系密切。仲景曰"水饮积聚……当利小便"。阳气为机体的动力，其来自于元阳。阳气足，则制水有度，能利水于外，使水邪去。《难经》云：命门者，五脏六腑之本，十二经脉之根，呼吸之门，三焦之源。"水为阴邪，其性趋下，易损伤阳气。水邪为病，多阳气式微，不能布散津液，积聚体内而发为水肿。肺、脾、肾三者互为影响，和则俱和，病则俱病。脾虚不能制水，肺病不能通调水道，肾阳不足不能化水，三者互为因果。诚如《景岳全书·肿胀》所指出的："凡水肿等证，乃肺、脾、肾三脏相干之病。盖水为至阴，故其本在肾；水化于气，故其标在肺；水惟畏土，故其制在脾。"

本案患者妊娠加引产损伤气血阴阳，病变脏腑涉及肺、脾、肾三脏，故治疗以"恢复肺脾肾三脏功能"为总则，以"发汗利小便，补虚祛邪"为要法。水为阴邪，非温药不化，故以温药推动水湿之邪从小便而出。叶天士指出："此温字，乃温养之义，非温热竞进之谓。"得温可以行水，兼润可以固涩保精。另外健脾利湿以"洁净府"，使用宣降肺气、调畅气机、疏理三焦之品。三焦为元气之别使，主司诸气，为津液运行之通道。《中藏经》云："三焦者……总领五脏六腑，营卫、经络、内外左右、上下之气也。"《类经·藏象类》言："上焦不治，则水泛高原；中焦不治，则水留中脘；下焦不治，则水乱二便。"三焦不利、气道壅塞是水肿发生的重要病机，故治疗当通利三焦。肺气畅达，肃降有权，三焦通利，运化蒸腾功能得以正常发挥，则水湿之邪祛矣。

案二

郑某，女，36岁。初诊时间：2001年4月4日。

主诉：双下肢水肿半月。

诊查：半月前双下肢凹陷性水肿、晨轻暮重，夜间汗出，烦热口渴。起初未予重视和处理，后逐渐腰酸乏力明显，两颧红，口干欲饮，咽干咽痛，神疲乏力，小便不利、色偏深，舌红，苔薄黄，脉细数。化验：尿蛋白（+），隐血（++），红细胞11个／高倍视野，沉渣红细胞53.5个/低倍视野。

中医诊断：水肿（气阴两虚兼内热）。

西医诊断：慢性肾小球肾炎。

辨证分析：水热互结，气化不利，热灼阴津，津不上承，故两颧红、小便不利、烦热口渴、咽干咽痛；精气耗伤，故神疲乏力、腰酸不适。舌红、苔薄黄、脉细数为气阴两虚兼内热之征。

治法治则：益气养阴清热，利水消肿。

处方：猪苓汤化裁。猪苓30g，茯苓30g，泽泻30g，泽兰30g。阿胶9g（烊化），滑石30g（包煎），防风9g，生白术30g，陈皮15g，淫羊藿15g，炙桂枝6g，葫芦壳30g。1日1剂，水煎，分两次服。

对症加减治疗两个月，症状及体征均消失，小便利，水肿退，尿常规转阴。

【按语】肾主水，受五脏六腑之精而藏之。精盛则气旺，肾中阴精可通过化生阳气，影响其气化鼓舞。且阴液主濡润，使水道通畅，滋养五脏，亦助其气化之功，共同调节水液代谢与输布。阴虚则阳无以生，水道失润，脏腑失荣，气化失司，水泛肌肤，发为水肿。阴虚水肿的病因大致有两方面，先天禀赋不足或后天失于调养。素体为阴虚体质，水液运化失常而停聚；劳倦过度，脾土之阴受伤。正如《血证论》所言："肾者水脏……阴虚不能化水，则小便不利。"水肿日久，治疗中过度采用发汗、利尿、逐水及温化之法皆能导致伤阴，同时水湿之邪，郁久化热而耗阴；或由于西药糖皮质激素不良反应所致。

本例患者体质素虚，平素多劳顿，饮食不节，肾气耗伤，肾阳不足，脾气亦虚，脾不制水，水湿停滞，溢于外则浮肿。久病耗散阴津，阴虚无以制阳，虚火内生，故盗汗、烦热、口渴。舌红、苔薄黄、脉细均为气阴两虚兼内热之症。本病病位在脾肾，属虚实夹杂之证，乃气阴两虚兼内热。治以猪苓汤化裁。猪苓汤出自《伤寒论》。第319条云："少阴病，下利六七日，咳而呕渴，心烦不得眠者，猪苓汤主之。”第223条云：“若脉浮发热，渴欲饮水，小便不利者，猪苓汤主之。”猪苓汤证的病机一为少阴阴虚阳盛，邪从热化，热与水结。二为阳明经误下伤阴，邪热与水结于下焦。猪苓汤具有滋阴清热利水之功。方中猪苓、茯苓渗湿利水为君。滑石、泽泻通利小便，泄热于下为臣。君臣相配，既能分消水气，又可疏泄热邪，使水热不致互结。阿胶滋阴为佐，滋养内亏之阴液。诸药合用，利水而不伤阴，滋阴而不恋邪，使水气祛，邪热清，阴液复而诸症除。

案三

朱某，女，34岁。2013年2月24日入院。

主诉：四肢及颜面部水肿3天。

诊查：患者4天前生气后睡觉，夜间便觉胸闷气促，不能平卧，腰部刺痛。次日颜面及四肢浮肿，尿色变红，伴恶心呕吐，腹胀。体温36.3℃，气息急迫，舌紫暗，舌下脉络迂曲，苔白，脉沉细涩。血压130/90mmHg。双肺吸音粗糙，心界向左扩大，心音规律，双下肢浮肿（+），双肾区叩痛（+），血浆白蛋白35.2g/L，血胆固醇158mg/dL。尿蛋白（+），上皮细胞1~2个，红细胞1~2个，白细胞5~6个，透明管型（+）。胸部CT：双侧肺纹理增多，肺野透光度略减低。心电图彩超示左室稍大，两侧肋膈角区变钝、模糊、有少量积液。

中医诊断：水肿（气机阻滞，瘀血阻络）。

西医诊断：胸腔积液。

辨证分析：本病属情志为病，肝失疏泄，三焦壅塞，水道不通，累及他脏。

治法治则：活血祛瘀，化气行水。

处方：桃红四物汤加减。桃仁12g，当归15g，红花9g，丹参30g，赤芍15g，川芎15g，牛膝10g，炒白术15g，佛手片15g，柴胡12g，炒枳壳15g，泽泻10g，车前子30g（包煎），砂仁6g（后下），炒稻芽30g，茯苓30g，猪苓30g，茯苓皮30g。7剂，1日1剂，水煎，早晚分两次服。

药后呼吸较前平稳，已能平卧，尿量增多，尿色变浅，双肺呼吸音清，双下肢浮肿程度减轻，脉沉弦，苔薄白。

效不更方，继服前方半月。药后病情稳定，出院。

【按语】气是生命活动的物质基础，是气化作用的原动力。血液津液的运行离不开气的推动作用，所谓气能行津（液），“气行水也行”。调节气机的重要脏器为肺与肝。肺主气，通调水道；肝主疏泄，调畅气机。气机不畅，津液输布障碍，则气滞而水停，积聚日久，发为水肿。《景岳全书·水肿篇》云："治水者当兼理气……以水行气亦行也。"水不自行，赖气以动。气滞是导致水肿发生的关键。

该病例属气机阻滞、瘀血阻络所致水肿。患者生气后睡觉，夜间便觉胸闷气促，属情志内伤，肝气郁结。肝失疏泄条达，致三焦气化失司。三焦壅塞，导致气机阻滞，气滞则血瘀，气机不畅则血行受阻，故而腰部刺痛。血溢脉外而为水，故颜面、四肢浮肿，并尿色变红。肺主行水，气滞导致肺之通调功能失调，水液在全身输布出现异常，故而水肿更甚。腰部刺痛、舌紫暗、舌下脉络迂曲、苔白、脉沉细涩均为气滞血瘀之象。治以活血祛瘀，化气行水。方用桃红四物汤加减。方中桃仁、红花为主药，活血化瘀；甘温之熟地黄、当归滋阴补肝，养血调经；芍药养血和营，以增补血之力；川芎活血行气，调畅气血，以助活血之功。诸药合用，使瘀血祛，新血生，气机畅，水肿消。

十七、三叶青粉

【名称】三叶青粉。

【组成】三叶青粉6g，麻油适量，二者调和外敷。

【功效】清热解毒，祛风化痰，活血止痛。

【主治】蛇串疮（带状疱疹）。

【思路来源】蛇串疮（带状疱疹）是由水痘–带状疱疹病毒引起的急性感染性皮肤病，主要表现为皮肤上出现成簇水疱，并沿身体一侧呈带状分布。本病急性期时单侧会出现沿神经分布的不规则红斑，上簇集大小不一的水疱、丘疹，且伴不同程度的神经痛。目前，西医多采用抗病毒、营养神经等药物治疗，可有效缓解症状，但带状疱疹迁延难愈。该类药单用或联合仍难以缩短病程，且不少患者存在后遗神经痛。中医多以活血化瘀、清热解毒、疏肝理气、健脾化湿为主。三叶青素有“植物抗生素”美称，具有多种良效，在我国南方地区特别是长江流域广为传用。大量文献记载，三叶青味苦、辛，性平或凉，归心、肺、肝、肾经，以块根或全草入药，具有清热解毒、活血止痛、祛风化痰等多种功效。现代研究认为，其具有抗肿瘤、抗病毒、调节免疫等作用。麻油味甘，性微寒，具有润燥通便、解毒生肌功效，可用于肠燥便秘、蛔虫、食积腹痛、疮肿、溃疡、疥癣、皮肤皴裂等。麻油调和三叶青粉既可增强清热解毒之效，又可使三叶青更好地留于皮肤发挥作用。

【方解】三叶青药用最早见于《本草纲目》，谓“三叶崖爬藤，性味苦、辛，凉，清热凉血，活血祛风”。三叶青亦称蛇附子，常用于高热、抗肿瘤。《全国中草药汇编》《中药志》《中药大辞典》亦有收载，指出其具有清热解毒、祛风化痰、活血止痛功效。麻油具有解毒生肌之效。二者调和外用，利用药液渗透及冷热原理，可扩张局部血管及汗孔，确保药效充分浸入病灶组织，加快局部血液循环，减少炎性物质渗出，利于红斑消退和受损组织恢复，并可降低神经疼痛感。皮肤红肿、带状疱疹、疱疹结痂者均可使用。外用配合中药内服，疗效更佳。近年研究发现，药食兼植物具有安全、低耐药、特异性强等优势，并有良好的消炎作用。三叶青临床应用历史悠久，对恶性肿瘤、炎症反应、抗病毒、保肝均效果显著。有报道显示，以10~160μg/mL的三叶青根部黄酮粗提物处理细胞，可显著降低一氧化氮、IL-1β、TNFα等促炎因子的产生，抑制NF-κB通路活性，并上调抗炎细胞因子IL-10的表达，从而缓解炎症反应。除抗癌外，三叶青有望成为安全有效的药食两用抗炎中草药。三叶青中的山柰酚-3-O-芸香糖苷等成分均有抗炎活性，其中活性最强的是牡荆苷。体内药效作用机制结果表明，三叶青块根醇浸物大剂量（200mg/kg）、中剂量（100mg/kg）均能增强模型小鼠脾脏T细胞的增殖能力及NK杀伤细胞活性，能增加模型小鼠血清中抗炎因子IL-2、IFN-γ的含量，抑制促炎因子TNF-α增长。同时，能使模型小鼠肺脏3种炎性因子（IFN-γ、IL-2、TNF-α）的mRNA表达随时间延长而增加。

【验案】

案一

周某，女，73岁。初诊时间：2020年1月13日。

主诉：发现血肌酐升高1年，左侧胁肋部疼痛3天。

诊查：患者2019年1月因车祸在我院骨科住院治疗，当时查血肌酐170μmol/L，同时出现夜尿频多，诊断为慢性肾衰竭；高血压病。予护肾降压、改善微循环、利尿退肿等对症处理，好转后出院。出院后一直门诊随诊。现患者觉左侧胁肋部皮肤刺痛，可见绿豆大小的水疱、呈条带状、周围红肿明显、未过体表中线，阵发性牵扯样痛至背部，口苦，小便黄，舌红，苔黄腻，脉弦滑。既往高血压数十年，平时血压控制欠佳。目前口服降压片，力斯得两片，每日1次。安博维1片，每日1次。有甲状腺功能亢进病史数年，口服药物治疗后好转。有T_{12}椎体成形术史，否认肝炎、肺结核等传染病史，否认输血、中毒史，否认食物、药物过敏史，预防接种情况按计划进行。

中医诊断：蛇串疮（肝胆湿热）。

西医诊断：带状疱疹。

辨证分析：患者既往有高血压、慢性肾衰竭等病史，体质较弱，感染病毒后发蛇串疮（带状疱疹），舌红、苔黄腻、脉弦滑乃肝胆湿热之征。

治法治则：清热，利湿，解毒。

处方：柴胡20g，炒黄芩15g，荆芥6g，防风6g，鲜生姜5g，酒白芍30g，炙甘草9g，伸筋草30g，牛膝15g，炒苍术12g，大青叶15g，桂枝6g，生牡蛎30g（先煎），土茯苓30g。14剂，每日1剂，水煎，分两次温服。

三叶青60g，研粉，用麻油适量，调和后外敷患处。

2020年1月27日适值春节停诊，患者未就诊。

2月3日二诊：疱疹已结痂，无水疱，疼痛基本消失，偶尔疼痛。

嘱其清淡饮食，保持清洁。

【按语】带状疱疹属感染性疾病，其发病与机体免疫功能下降密切相关。免疫功能发生障碍时，抵抗力下降，隐藏在体内的水痘-带状疱疹病毒会被激活，从而侵犯神经节及皮肤，诱发炎症反应，且年龄越大，伴随的疼痛越严重，部分患者后遗神经痛可长达数年，严重影响生活质量。

本案患者素体虚弱，肝肾两虚，肝阴不足，蕴化湿热。肾阴亏虚，阴虚火旺，湿热毒邪阻滞络脉，而发为蛇串疮。结合舌苔脉象，辨为肝胆湿热。治以柴胡疏肝散加减，以清肝胆湿热。同时配合三叶青外治。三叶青调服麻油可促进皮损部位结痂，改善局部血液微循环，确保机体血液通畅，从而减轻疼痛。

案二

舒某，男，43岁。初诊时间：2020年8月3日。

主诉：反复腰酸腰痛4年余，左侧胸背部疱疹1周。

诊查：4年前无明显诱因下出现腰酸腰痛，后反复发作，现左侧胸背部疱疹、色红、针尖至黄豆样大小、呈带状分布、无水疱、有结痂，疱疹处疼痛明显，烦躁易怒，纳差，大便秘结，无口干口苦，夜寐尚可，二便调。舌红，苔薄，脉弦细。

中医诊断：腰痛（气滞血瘀）；蛇串疮（肝胆湿热）。

西医诊断：带状疱疹；腰椎间盘突出。

辨证分析：患者既往无带状疱疹病史，属近期急性发作，结合舌苔脉象，属肝胆湿热。

治法治则：清肝胆湿热。

处方：龙胆3g，知母10g，炒生地黄15g，酒黄芩15g，柴胡12g，泽泻15g，车前草30g，甘草3g，当归12g，通草6g，薏苡根30g，醋延胡索15g，炒僵蚕12g，郁金15g。7剂，日1剂，水煎，分两次温服。三叶青30g研粉，调和麻油外敷。

8月10日二诊：带状疱疹结痂，皮肤色素沉着，疼痛、烦躁减轻，夜寐尚可，舌红，苔薄，脉细。8月9日检测：尿蛋白502mg/L，24小时尿蛋白定量683.7mg/24h，蛋白质（++），隐血（+），红细胞28.6个/低倍视野，5个/高倍视野。

处方：知母10g，炒生地黄15g，酒黄芩15g，柴胡12g，泽泻15g，车前草30g，甘草6g，当归12g，通草6g，薏苡根30g，醋延胡索15g，炒僵蚕12g，郁金15g，焦栀子6g，制乳香9g。7剂，日1剂，水煎，分两次温服。

8月19日三诊：疱疹结痂基本减退，皮肤色素沉着，偶尔肋间疼痛，烦躁，舌红，苔薄，脉弦细。

处方：柴胡15g，当归10g，白芍15g，炒白术15g，茯苓30g，鲜生姜6g，薄荷6g（后下），炙甘草6g，牡丹皮6g，焦栀子6g，郁金15g，薏苡根30g，蝉蜕6g，酒白芍15g。14剂，日1剂，水煎，分两次温服。

9月2日四诊：药后胁肋部皮肤疱疹及刺痛消失。

【按语】带状疱疹发病时，水疱沿身体一侧呈带状分布，宛如蛇行，故中医称“蛇串疮”“缠腰火丹”“火带疮”等。该病最早见于《诸病源候论·疮病诸候》。云：“甑带疮者，绕腰生，此亦风湿搏于血气所生，状如甑带，因以为名，又云此疮绕腰背则杀人。”关于病因，《疮疡经验全书·火腰带毒》云：“火腰带毒，受在心肝二经，热毒伤心流于膀胱不行，壅在皮肤，此是风毒也。”《外科正宗·火丹》云：“火丹者，心火妄动，三焦风热乘之，故发于肌肤之表，有干湿不同，红白之异……湿者色多黄白，大小不等，流水作烂，又且多疼，此属脾、肺二经湿热……腰胁生之，肝火妄动，名曰缠腰丹。”本病为感受毒邪，热、风、湿、火郁阻经络，气血凝滞所致。龙胆泻肝汤出自《医方集解》，由龙胆草、柴胡、黄芩、栀子、泽泻、车前子、木通、当归、生地黄、甘草等组成，功效泻肝胆实火，清肝胆湿热，主治肝胆实火上扰，症见头痛目赤，胁痛口苦，耳聋耳肿；湿热下注，阴肿阴痒，筋痿阴汗，小便淋浊，妇女湿热带下，为临床治疗肝胆实火、肝胆湿热的基础方和常用方。此方的特点是泻中有补，利中有滋，降中寓升，驱邪不伤正，泻火不伤胃。《重订通俗伤寒论》记载：“肝为风木之脏，内寄胆府相火，凡肝气有余，发生胆火者，症多口苦胁痛，耳聋耳肿，阴湿阴痒，尿血赤淋，甚则筋痿阴痛。”方中龙胆草、木通、栀子、黄芩纯苦泻肝为君。然火旺者阴必虚，故臣以鲜地黄、生甘草甘凉润燥，救肝阴，缓肝急。佐以柴胡轻清疏气，当归辛润疏络；使以泽泻、车前子咸润达下，引肝胆实火从小便而去。此为凉肝泻火、导赤救阴之良方。然唯肝胆实火炽盛、阴液未涸、脉弦数、舌紫赤、苔黄腻者始为恰合。发于胸胁者加香附、柴胡疏肝理气；壮热者加生石膏、蒲公英清热泻火；便秘者加生大黄、芒硝通便泄热；痛甚者加延胡索、川楝活血止痛。本案根据舌苔脉象及临床表现辨为肝胆湿热证，故用龙胆泻肝汤加减配合三叶青外治。方中醋延胡索、郁金归肝经，可行气活血止痛，减轻胸背部疼痛。考虑龙胆草不能长期使用，以免损肝，故二诊去龙胆草。病久邪易入络，瘀阻于肝经及络脉，可遗留神经疼痛，故在一诊的基础上加入当归、通草、乳香等活血化瘀通络之品。三诊诸症减轻，偶有神经疼痛，烦躁较明显，舌红，苔薄，脉弦细，故以柴胡疏肝散加减，疏肝理气，防止带状疱疹反复，巩固疗效。

案三

张某，女，46岁。初诊时间：2020年7月13日。

主诉：皮肤疱疹1个月。

诊查：患者1个月前出现皮肤疱疹，伴疼痛，于当地医院就诊后好转。目前左胁肋部可见少许疱疹，疼痛明显，月经3个月未行，大便黏腻，夜寐欠佳、易醒，脘腹胀满，舌暗红边缺齿，苔薄，脉弦。

中医诊断：蛇串疮（肝郁气滞）。

西医诊断：带状疱疹后遗神经痛。

辨证分析：患者1个月前出现带状疱疹，现皮肤可见少量疱疹，月经迟迟未行，大便黏腻，夜寐欠佳，再结合舌苔、脉象可辨证为肝郁气滞。

治则：疏肝理气解郁，活血止痛。

处方：陈皮15g，柴胡12g，川芎15g，香附10g，炒枳壳15g，酒白芍15g，甘草6g，焦栀子6g，酒黄芩15g，车前草30g，泽泻15g，干姜5g，郁金15g，延胡索20g，炒苍术10g，炒生地黄15g，通草6g，当归10g。7剂，每日1剂，水煎，分两次温服。三叶青30g，研粉，调和麻油外敷。

7月27日二诊：患者诉疱疹较前减退，疼痛减轻，睡眠欠佳，舌暗红边缺齿，苔薄，脉细。

处方：陈皮15g，柴胡12g，川芎15g，香附10g，炒枳壳15g，酒白芍15g，炙甘草6g，焦栀子6g，酒黄芩15g，车前草30g，泽泻15g，干姜5g，郁金15g，延胡索20g，炒苍术10g，炒生地黄15g，当归10g，首乌藤30g，炒白术15g，煅龙骨30g（先煎）。7剂，每日1剂，水煎，分两次温服。

药后皮肤疱疹及疼痛消失，再次复诊时加疏肝理气、养血活血之品，药后月事来潮。

【按语】《外科大成》描述带状疱疹的临床表现为："初生于腰，紫赤如疹，或起水疱，痛如火燎。"《医宗金鉴》论及其病因病机云："俗名蛇串疮……若腰胁生之，系肝火妄动。"中医学认为，带状疱疹多因火热病毒侵犯所致，多由情志内伤、肝气郁结、久而化火、肝经蕴热、外溢皮肤而发。肝脏体阴而用阳，喜条达而恶抑郁，主疏泄及藏血。因情志刺激，木失条达，肝失疏泄而致肝气郁结。本病的根本原因是毒邪郁结于经络，乘体虚而发。因此，治疗之根本在于疏肝解郁而散邪。肝主疏泄，肝疏则郁易解，故治疗采用疏肝解郁之首方柴胡疏肝散。柴胡疏肝散源于《景岳全书》，由柴胡、白芍、陈皮、枳壳、甘草、川芎、香附组成。功效疏肝理气，活血止痛。主治肝气郁结，胁肋疼痛。该方药物平淡，配伍精细。方中柴胡疏肝解郁，为君药。香附疏肝理气，助柴胡以解肝郁；川芎行气活血止痛，助柴胡解肝经之郁滞，两药合用，增强行气止痛之功，共为臣药。陈皮理气行滞，芍药、甘草兼调诸药，亦为使药之用。诸药相合，共奏疏肝理气解郁、活血止痛之功，使肝气条达，血脉通畅，气血调和，痛止而寒热亦除。

临床可根据病程的不同加减灵活应用。疾病早期，加清热解毒、除湿止痛的板蓝根、泽泻、车前草；中期湿毒郁阻肝经，熏蒸肌肤，乃气滞血瘀所致，在疏肝解郁的基础上解毒通络，加大青叶、木通；后期为经脉受损、营血耗伤、气滞血瘀所致，治宜柔肝养血，活血益气，行滞，加当归、熟地黄等。本病以痛为主症，前期毒邪蕴结脉络，气滞血瘀，致气血运行不畅；后期因久病气消，气虚推动无力，致血脉阻滞，"不通则痛"，本病从发病到后遗症出现均有疼痛症状。本案患者皮肤疱疹1个月，疼痛明显，月经迟迟未行，大便黏腻，夜寐欠佳，结合舌苔、脉象辨为肝郁气滞，治以柴胡疏肝散为主方，配伍龙胆泻肝汤加减，既疏肝理气，又清肝胆湿热，除湿止痛。二诊疱疹减轻，考虑带状疱疹后期经脉受损，营血耗伤，气滞血瘀，因此需活血化瘀，血行则通，通则不痛。"气为血帅"，能推动血液的生成与运行，故配行气、补气之品，助活血之效。诚如《灵枢·平人绝谷》所云"血脉和利，精神乃居"，故加当归养血活血。因夜寐欠佳，故加首乌藤养心安神，煅龙骨重镇安神。

十八、肾炎1号方

【名称】肾炎1号方。

【组成】黄芪30g，鬼箭羽20g，水蛭粉3g（吞），炒白术6g，薏苡根30g，防风5g。

【功效】益气健脾，活血利湿。

【主治】湿浊内蕴、脾肾亏虚型水肿。

【方解】黄芪为君药，起益气健脾、利水消肿、补气行血之用。白术、薏苡根健脾益气，利水燥湿，增强黄芪健运脾胃之用；鬼箭羽、水蛭粉活血化瘀，破血通经，在黄芪补气行血的基础上增强活血化瘀之功；防风作为风药之润剂，辅助黄芪固护肌表，胜湿运脾，共为臣药。诸药合用，共奏扶正祛邪、益气健脾、活血利湿之效。

【验案】

严某，女，31岁。初诊时间：2020年1月16日。

主诉：尿中泡沫反复发作6年余。

诊查：患者反复泡沫尿6年余，小便浑浊色黄、泡沫多，平素易疲劳乏力，腰酸腰痛，不易入睡，自诉月经期间血块较多，故来就诊，诊为慢性肾小球肾炎。2013年8月16日本院肾穿刺病理提示IGA肾病改变伴球性硬化。症见腰酸，尿中泡沫量不多，夜尿1~2次，无明显双下肢水肿，晨起干呕，余无殊，胃纳一般，夜寐安，二便调，大便每日1次，舌淡红，苔薄糙，脉细滑。2020年1月11日查24小时尿蛋白定量2030.4mg/24h，蛋白846mg/L，尿肌酐2816μmol/L。血压120/76mmHg。

中医诊断：尿浊（气虚湿阻证）。

西医诊断：慢性肾小球肾炎。

辨证分析：尿浊是指小便混浊、白如泔浆之症。《时方妙用》卷四有“浊者，小水不清也”之说，多因湿热下注、脾肾亏虚等所致。患者主要表现为泡沫尿增多，肾穿刺示IGA肾病改变伴球性硬化，尿检大量蛋白尿，月经素有血块。舌淡红、苔薄糙、脉细滑乃一派脾气失约、瘀热下注之象。同时又兼夹湿热，湿热扰动肾室，使肾精不藏，下注膀胱，随尿液而出，故小便浑浊多沫。

治法治则：益气健脾，活血利湿。

处方：黄芪40g，积雪草15g，炒白术15g，薏苡根30g，匍伏堇15g，防风5g，徐长卿30g，桔梗6g，赤芍20g，酒黄芩15g，水蛭粉3g（吞），制狗脊15g，菟丝子15g，丹参15g，甘草6g。7剂，日1剂，水煎，分两次服。

1月20日二诊：腰酸好转，未诉特殊不适，纳眠可，夜尿0~1次，大便调、日1次，舌淡红，苔薄糙，脉细。血压110/70mmHg。

处方：黄芪40g，积雪草15g，炒白术15g，薏苡根30g，匍伏堇15g，防风5g，徐长卿30g，赤芍20g，酒黄芩15g，炒僵蚕12g，烫狗脊15g，菟丝子15g，丹参15g，甘草6g，白花蛇舌草15g。14剂，日1剂，水煎，分两次服。

3月9日三诊：腰酸好转，未诉特殊不适，小便泡沫量较前减少，纳眠可，夜尿1次，大便调、日1次，舌淡红，苔薄，脉细。

处方：黄芪60g，鬼箭羽20g，积雪草15g，炒白术15g，薏苡根30g，匍伏堇15g，防风5g，制僵蚕12g，徐长卿20g，土茯苓30g，丹参30g，六月雪30g，红花9g，紫苏叶9g。14剂，日1剂，水煎，分两次服。

药后诸症好转。

【按语】慢性肾小球肾炎属中医学“水肿”“虚劳”等范畴，临床上可表现为蛋白尿、血尿、高血压、水肿等。脾气亏虚，水湿不化，困脾泛滥肌肤是基本病机之一。肾炎1号方以健运脾胃为宗旨，脾胃健则水湿自化。患者表现为小便泡沫尿增多，肾穿刺示IGA肾病改变伴球性硬化，方用肾炎1号方加减，健运脾胃，使脾气升清，约束水谷精微，使肾府得后天滋养，肾气固涩，肾精得藏。酌加清热利湿、祛风活血之品，清除扰动肾室、迫使肾精泄漏的病理因素，如湿热、瘀血、外风，达到内外通调。

十九、蛋白尿方

【名称】蛋白尿方。

【组成】黄芪30g，青风藤30g，积雪草15g，炒白术15g，薏苡根30g，莆伏堇15g，防风5g，制僵蚕12g，徐长卿20g。

【功效】健脾利水，祛风通络。

【主治】气虚血瘀型尿浊。

【方解】黄芪、白术、防风取玉屏风意，黄芪补气，防风祛风，白术燥湿健脾，起扶正之用，固护脾肾，使精微不得外漏；青风藤、积雪草、薏苡根、莆伏堇、僵蚕、徐长卿活血化瘀，祛风化湿，并清邪热，以免风热瘀血之邪阻络，迫使精微物质流失，以减少蛋白尿。

【验案】冯某，男，75岁。初诊时间：2015年4月27日。

主诉：尿中泡沫反复发作13年余。

诊查：患者13年前体检发现尿蛋白（+），当时前往我院分院诊治。考虑慢性肾炎，给予中药口服治疗，尿蛋白在（+~+++）波动。9年前开始血压升高。5年前出现双下肢浮肿，同时夜尿增多，至金华市某医院就诊，查24小时尿蛋白为3584.2mg/24h，考虑肾病综合征、高血压病。采用激素治疗，但症状缓解不明显，故来本院就诊。之后一直在我院门诊随诊，24小时尿蛋白控制在500mg/24h以内。症见双下肢浮肿，全身见多处肌肤甲错，咽干，鼻干，口干欲饮，面色红，神疲乏力，胃纳欠佳，时头晕，腰酸痛，小便清长，夜尿次数频多，大便偏溏。舌暗，苔薄、边齿，舌下脉络迂曲，脉细涩。

中医诊断：水肿（气虚血瘀型）。

西医诊断：肾病综合征；高血压。

辨证分析：水肿是指体内水液潴留，泛溢肌肤，引起头面、眼睑、四肢、腹背，甚至全身浮肿的一种疾病，与肺、脾、肾、三焦密切相关。本病患者先天禀赋薄弱，加之年老肾精亏耗，肾气亏虚，气不化水，故双下肢浮肿、神疲乏力、胃纳欠佳、小便清长、夜尿次数频、大便偏溏；清扬不升，故头晕；肾为腰之外府，肾气虚，故时而腰酸痛；气为血之帅，气虚无力推动血液运行，血行不畅，瘀血内停，水瘀互结，故全身多处肌肤甲错、咽干、鼻干、口干欲饮。舌暗、苔薄边齿、舌下脉络迂曲、脉细涩均为气虚血瘀之征。

治法治则：补脾益肾，兼化瘀利水。

处方：蛋白尿方合活血化瘀药化裁。猪苓15g，茯苓30g，炒白术30g，薏苡根30g，玉米须30g，车前草30g，炒车前子30g（包煎），淫羊藿20g，黄芪50g（先煎），制僵蚕12g，土茯苓15g，积雪草15g，薏苡仁30g，丹参30g，泽兰15g。5剂，日1剂，水煎，早晚分服。

5月4日二诊：药后浮肿减轻，神疲、乏力好转，口干欲饮减轻。舌暗，苔薄边齿，舌下脉络迂曲，脉细涩。

处方：蛋白尿方合活血化瘀药化裁。猪苓15g，炒白术30g，薏苡根30g，玉米须30g，车前草30g，炒车前子30g（包煎），淫羊藿20g，黄芪60g（先煎），蚕茧壳15g，红花9g，土茯苓15g，积雪草15g，薏苡仁30g，丹参30g，泽兰15g。5剂，日1剂，水煎，早晚分服。

药后水肿缓解，肌肤甲错情况好转，神疲、乏力明显缓解，口干症状明显好转。

【按语】该病例属气虚血瘀型水肿。患者正气亏虚，血行不畅，瘀血阻络，除水肿外，尚神疲乏力，胃纳欠佳，时而头晕，腰酸痛，小便清长，夜尿多，大便偏溏，舌暗，苔薄边齿，舌下脉络迂曲，脉细涩。气为血之帅，气虚推动血液运行不足，导致血液瘀滞难行。血行不畅，瘀血内停，血溢脉外而为水。气虚导致脾主运化、肾主气化功能失调，使水肿更甚。水肿为全身气化功能障碍的一种表现，原因较多。肺失宣降，水道不通，脾失健运，水湿不得下行，三焦壅滞，水道不通，肾精亏耗，肾气内伐，气不化水，气滞血瘀，水瘀互结，以及风寒、风热、水湿、湿热疮毒均可导致水肿。《血证论》曰："瘀血化水，亦发水肿，是血病而兼水也。"治宜补脾益肾，兼化瘀利水。

根据辨证分析，该患者属脾肾两虚，瘀水互结，治当补脾益肾，兼化瘀利水。故以蛋白尿协定方合活血化瘀药化裁。方中猪苓、茯苓为主药，取其淡渗利湿之功；臣以炒白术、黄芪、薏苡仁健脾，以运化水湿；佐以薏苡根、玉米须、车前草、炒车前子、土茯苓利水；积雪草、丹参、泽兰、制僵蚕活血祛瘀；淫羊藿温肾助阳。二诊水肿减轻，故去茯苓；仍口干，故加蚕茧壳，以生津止渴；舌暗较前改善，故僵蚕改为红花。脾肾得养，瘀水得化，故诸症好转。

二十、芪蛭合剂

【名称】芪蛭合剂。

【组成】黄芪30g，水蛭3g（研粉吞服）。

【功效】益气活血。

【主治】气（阴）虚血瘀型糖尿病肾病。

【思路来源】根据前期研究及循证医学证据发现，糖尿病以阴虚燥热为主，发展至糖尿病肾病（DN）阶段，阴虚燥热相对减轻，脾肾气虚则显著。气为血之帅，血为气之母。气虚无力推动血液运行，则血脉瘀滞。血瘀日久又可伤津耗气，两者互相影响，形成恶性循环。经过长期的临床观察，人们总结出糖尿病肾病的基本病机为气虚血瘀。血瘀贯穿糖尿病肾病的始终，气虚则固摄无权，气不行血，血行缓慢日久则瘀，从而导致疲倦乏力、腰酸口干、肢体麻木、舌质淡暗或有瘀点等一系列症状。治疗上以补益脾肾、活血化瘀为大法。

基于此，研制出具有益气、活血、化瘀功效的芪蛭合剂。芪蛭合剂由黄芪和水蛭两味药组成。

【方解】黄芪性温，益气健脾；水蛭活血化瘀。两者合用，益气活血，化瘀通络。大量临床及病理研究证实，黄芪能改善红细胞的变形能力，抑制血小板黏附，降低纤维蛋白原及全血黏度，增加超氧化物歧化酶活性，消除氧自由基，减少过氧化酯质，具有保护血管内皮细胞、逆转肾脏早期的作用。水蛭含水蛭素，能够活血化瘀，改善肾脏的微循环。根据病因病机，可加减用药。

【验案】

李某，男，69岁。初诊时间：2020年3月26日。

主诉：口干多饮18年，血肌酐升高两年余。

诊查：患者18年前无明显诱因出现口干多饮，多尿，多食，突然消瘦，于金华市某医院就诊，测餐后血糖18mmol/L，诊为2型糖尿病，口服瑞格列奈片治疗。2013年于金华市某医院查尿蛋白（++++），于该院肾病科住院，查肾功能正常，诊为糖尿病肾病，加二甲双胍片控制血糖，好转出院。后一直在该院随诊。

2017年5月体检查血肌酐243mmol/L，于金华市某医院住院，查血肌酐241μmol/L，尿素氮12.34μmol/L，心电图提示窦性心律，Ⅰ度房室传导阻滞，左心室高电压，ST–T改变，颈部血管彩超示双颈动脉硬化伴斑块形成，双侧颈动脉狭窄（狭窄率：右侧68.3%，左侧63.1%），心脏彩超：主动脉瓣钙化伴轻度反流，左室舒张功能减退，双肾回声改变，双肾多发囊肿，脂肪肝，胆囊壁胆固醇结晶，前列腺增生，双侧甲状腺低回声结节，双肾动脉供血减少。头颅磁共振提示两侧基底节区、两侧大脑半球多发缺血梗死性改变，老年性脑改变。胸片提示左下肺叶胸膜下实性小结节（4.8mm）。予诺和锐30R特充针12~16个单位皮下注射，早晚餐前控制血糖，停用二甲双胍，经降压、调脂、抗血小板治疗后好转出院。

2017年6月20日在某医院住院，复查血肌酐209mmol/L，尿素氮9μmol/L。现双下肢水肿明显，夜间口干，夜间抽筋，畏寒，舌淡暗，苔薄，脉缓。

中医诊断：尿浊（气虚血瘀）。

西医诊断：糖尿病肾病。

辨证分析：患者为老年男性，脾胃虚弱。脾主升清，脾气亏虚，机体升清降浊功能失调，水谷精微输布失常，精微物质从尿道而泄，故见蛋白尿。农活劳碌，过度耗伤肾精，肾主封藏，肾气亏虚，肾失封藏，则精微从尿道出，亦可见蛋白尿。舌暗淡、苔薄、脉细均为脾肾气虚之征。

治法治则：健脾益肾，活血祛瘀。

处方：附子10g（先煎），茯苓30g，土茯苓30g，猪苓30g，白芍15g，炒白术15g，车前子30g，黄芪60g（先煎），伸筋草30g，牛膝15g，菟丝子15g，薏苡仁30g，水蛭粉3g（吞），金蝉花6g，葫芦壳30g，陈皮15g，蝉蜕6g，冬瓜皮30g。10剂，日1剂，水煎，分早晚两次服。

4月8日二诊：上述症状减轻，夜尿约两小时1次。

处方：黄芪100g（煎汤代水），炒白术15g，茯苓30g，猪苓30g，附子9g（先煎），生白芍15g，薏苡根30g，水蛭粉3g（吞），炒僵蚕12g，积雪草30g，莪术15g，菟丝子15g，当归10g，炒车前子30g（包），牛膝15g，伸筋草30g，淫羊藿15g。10剂，日1剂，水煎，分早晚两次服。

4月18日三诊：夜尿次数减少。上方继服14剂，巩固治疗。

【按语】糖尿病肾病是糖尿病重要的并发症之一，主要表现为肾小球结构性病理改变，肾小球开始硬化。中医学认为，此时瘀血内生，微癥积已成，同时伴蛋白尿泄漏的增加，加重可逐渐进展至肾功能衰竭。糖尿病肾病的基本病机为气滞血瘀，方用芪蛭合剂。黄芪味甘，性温，归肺、脾经，具有补气健脾、止汗、利尿消肿、排脓功效。水蛭味咸、苦，平；有小毒，归肝经，具有破血、逐瘀、通经功效，《本经》云水蛭："主逐恶血、瘀血、月闭，破血瘕积聚，无子，利水道。"黄芪与水蛭配伍，可补气行血，与糖尿病肾病所表现的微小血管病变及气滞血瘀的病机相符，可降低糖尿病并发症的发生率，减轻糖尿病肾病症状。黄芪还能健脾益气，促进脾气运化固摄，减少精微物质渗出，减少蛋白尿出现。

二十一、血尿方

【名称】血尿方。

【组成】黄芪30g，石韦15g，青风藤30g，炒白术15g，白茅根30g，蒲黄炭15g（包煎），防风9g，积雪草15g，小蓟炭15g，甘草3g。

【功效】补脾益肾，清热利湿，凉血祛风。

【主治】血尿（脾肾亏虚，湿热下注）。

【方解】本方证因脾肾亏虚，气不摄血及湿热下注膀胱，损伤血络，血溢脉外所致。湿热蕴结下焦，膀胱气化失司，可见小便频数、赤涩热痛。腰为肾府，肾虚血瘀，可兼见腰酸腰痛等。治以补脾益肾，凉血止血。方中石韦甘、苦，微寒，主入膀胱经，既能利尿通淋，又能凉血止血，为君药。白茅根、积雪草既能助君药凉血止血，又能清利湿热；蒲黄炭、小蓟炭既能止血，又能活血，止血而不留瘀；黄芪、炒白术益气健脾，祛湿消肿，共为臣药。青风藤合防风祛风胜湿，共为佐药。甘草补中益气，调和诸药，是为使药。

【验案】

陈某，男，10岁。初诊时间：2020年3月7日。

主诉：发现肉眼血尿两月余。

诊查：患者两个月前上呼吸道感染后出现肉眼血尿，尿色加深，无尿频尿急尿痛，当地医院检查示：抗“O”1100IU/mL。尿常规：尿隐血（++），尿红细胞84.5个/低倍视野。症见尿色加深，无尿频尿急，无腰酸腰痛，无畏寒发热，稍感乏力，胃纳一般，大便无殊，夜寐安。舌淡红，苔薄腻，脉滑。

中医诊断：溺血（气阴两虚，湿热下注）。

西医诊断：急性肾小球肾炎。

辨证分析：患者为小儿，禀赋不足。加之饮食起居失调，外感风寒之邪，风寒日久入里化热，下注膀胱，湿热互结，损伤血络，发为尿血，故可见尿色加深。湿热阻滞中焦，故胃纳欠佳。正气受损，气血亏虚，故乏力。舌淡红、苔薄腻、脉滑均为湿热下注之征。

治法治则：益气养阴，清热利湿，凉血止血。

处方：生地黄10g，牡丹皮5g，白茅根30g，灯心草5g，小蓟10g，大蓟10g，炒白术12g，黄芪15g，防风3g，黄芩炭6g，升麻3g，柴胡5g，当归6g，甘草5g，牛膝6g。7剂，日1剂，水煎，早晚分服。

3月16日二诊：药后乏力好转，现盗汗，夜寐欠佳，胃纳可，大便无殊。舌淡，苔薄，脉细滑。

处方：黄芪15g，石韦10g，青风藤15g，炒白术12g，白茅根20g，蒲黄炭10g（包煎），防风4g，积雪草12g，小蓟炭10g，甘草3g，炒牛蒡子6g，蝉蜕5g，荆芥炭5g，黄芩炭9g，络石藤15g，海风藤15g。7剂，日1剂，水煎，早晚分服。

3月30日三诊：仍盗汗，余无明显不适，舌淡，苔薄，脉细滑。

处方：炒山药15g，山茱萸10g，茯苓15g，泽泻10g，牡丹皮6g，生地黄炭10g，荆芥炭5g，黄芩炭10g，小蓟炭10g，青风藤20g，黄芪15g，炒白术10g，防风5g，蝉蜕5g，白茅根30g，海风藤12g。14剂，日1剂，水煎，早晚分服。

4月20日四诊：上述症状均有所好转，小便次数增多，胃纳可，夜寐安，舌淡，苔薄，脉细滑。上方减泽泻、茯苓。14剂，水煎，日1剂，早晚分服。

【按语】血尿属中医学“溺血”“溲血”“血淋”等范畴，以尿色红、尿检出现红细胞为主要表现，可见于多种疾病，如急慢性肾脏病、泌尿系感染、输尿管结石等。根据来源不同，可分为肾小球源性血尿和非肾小球源性血尿。尿血的病因无外乎内外二因，内因多为脾肾亏虚或气阴两虚，外因多为湿热下注，损伤肾和膀胱血络，血不循经，溢于脉外。此外，不可忽视风邪在疾病发生发展过程中的作用。风邪外袭入里，伏于经脉，导致肾络受损，而发为血尿。治疗上既要补脾益肾以治本，又要清热利湿、凉血祛风以治标。此案患者因外感风寒邪气，外邪入里化热，水热互结，下注膀胱，故方选血尿方合凉血止血药。方中生地黄、黄芪、炒白术益气养阴；白茅根、大小蓟、牡丹皮、黄芩炭凉血止血；当归助牡丹皮活血调血，止血而不留瘀；灯心草、牛膝利尿通淋，使湿热之邪从小便而去，牛膝又能助当归活血通络；防风祛风胜湿；升麻、柴胡升提阳气，又能苦寒退热；甘草调和诸药。诸药合用，共奏益气养阴、清热利湿、凉血止血之功。后患者出现盗汗，故加六味增加滋阴之效。四诊后诸症好转，继续服药半月巩固疗效。

二十二、四藤饮

【名称】四藤饮。

【组成】忍冬藤15g，络石藤15g，鸡血藤15g，海风藤15g。

【功效】活血化瘀，清热凉血通络。

【主治】过敏性紫癜引起的肌衄、血尿。

【方解】本方证是因风热疫毒之邪侵袭机体，伤及血络，致气血不和。外发肌肤则表现为紫癜；游走关节，气血运行不畅则关节疼痛；伤及中焦，脾胃气机阻滞则腹痛；损害下焦，热伤血络，血溢脉外则表现为尿血、便血。治以活血化瘀，清热凉血通络。方中忍冬藤清热解毒，凉血活血，为君药。鸡血藤活血补血，通络止痛；络石藤、海风藤祛风胜湿，活血通络，共为臣药。加减配合益气、养阴、清热、活血之品，使正气得固，风热疫毒之邪得以祛除。

【验案】

王某，女，33岁。初诊时间：2013年6月10日。

主诉：反复皮疹10余年，伴有泡沫尿8月余。

诊查：患者10年前出现皮肤紫癜，伴关节疼痛，于当地医院住院治疗，诊为过敏性紫癜性肾炎，予对症治疗后好转出院，后持续中药治疗。症见尿中多沫、尿色红，腰背酸痛，肩关节疼痛，劳累后感头晕，胃纳尚可，夜寐安，大便无殊。舌暗红，苔薄黄腻，脉细数。辅助检查：尿常规：尿隐血（++），尿蛋白（+），24小时尿蛋白定量788.4mg/24h。

中医诊断：肌衄（气阴两虚，湿热阻络）。

西医诊断：过敏性紫癜性肾炎。

辨证分析：正气不固，风热之邪趁机侵袭机体，热伤血络，故皮肤紫癜。风热之邪游走关节，经络气血不畅，故疼痛。外邪入里化热，下注肾与膀胱，肾失封藏，精微下泄，热灼血络，故尿中多沫、尿色红。腰为肾府，肾虚失养，故腰背酸痛、肩关节疼痛。疾病日久，气血亏虚，髓海失养，故劳累后头晕。

治法治则：清热凉血，活血通络。

处方：四藤饮合血尿方加减。黄芪30g，海风藤15g，忍冬藤15g，鸡血藤30g，炒白术12g，蒲黄炭15g（包），仙鹤草30g，防风5g，白茅根30g，甘草3g。7剂，日1剂，水煎，早晚分服。

6月19日二诊：尿中仍多沫，尿色稍红，腰部酸胀，劳累后明显，头晕好转，感口干，无口苦，舌红，苔薄脉，细数。上方加生地黄15g，女贞子15g，墨旱莲15g，青蒿30g。14剂，日1剂，水煎，早晚分服。后患者因工作繁忙，未及时复诊，于当地医院按照二诊方自行配药12剂。

7月13日三诊：药后诸症均好转，尿中泡沫减少，尿色转清，无头晕，偶有腰酸，无腰痛，纳眠可，大便调，舌淡，苔薄，脉细。上方加重黄芪用量。

后持续门诊随诊至今，病情稳定。

【按语】过敏性紫癜性肾炎好发于儿童，是因免疫复合物沉积在肾脏血管壁导致小血管炎、坏死所致，多与感染和过敏有关。其典型的临床表现为皮肤紫癜、关节肿痛、腹痛、便血、血尿、蛋白尿。过敏性紫癜性肾炎属中医学“肌衄”“葡萄疫”“斑疹”等范畴。古代医家大多认为其发生与外感风热、疫毒之邪有关，内因乃先天禀赋不足或素体热盛、热伤血络所致。如陈实功《外科正宗·葡萄疫》云：“感受四时不正之气，郁于皮肤不散，结成大小青紫斑点，色若葡萄。”根据病程长短，可分为急性期和迁延期。急性期以邪实为主，热、瘀、风贯穿始终，治疗重在祛邪，治以清热凉血，活血化瘀。迁延期以正虚为主，气虚不能统摄血液，治疗重在益气养阴，或补益脾肾。该患者正虚外感，瘀热内结，致疾病迁延反复，故一诊选四藤饮清热凉血，活血通络，合血尿方补益脾肾，凉血止血，另加既能止血又能补虚的仙鹤草，扶正祛邪，标本兼顾。二诊腰部酸痛未见明显缓解，且劳累后易发作，伴口干，结合舌脉，考虑肝肾阴虚，故加生地黄、女贞子、墨旱莲补肝肾之阴，青蒿清虚热。三诊症状好转，效不更方。疾病进入迁延期，遂加重黄芪用量，以增强扶正之效。

二十三、降氮汤

【名称】降氮汤。

【组成】黄芪30g，炒党参15g，炒白术15g，淫羊藿20g，当归10g，土茯苓30g，薏苡根30g，六月雪30g，积雪草30g，丹参30g，防风6g，菟丝子15g，熟大黄3g（后下）。

【功效】健脾益肾，升清降浊。

【主治】肾功能衰竭（脾肾亏虚，浊瘀内停）。

【方解】肾功能衰竭多因禀赋不足，饮食起居失调，加之外感六淫邪气及服肾毒性药物所致。病位主要在脾肾两脏。疾病日久，脾肾亏虚，清阳不升，水谷精微下注，气虚水停，瘀浊阻滞于内而发为尿浊。病机以脾肾正虚为本，痰浊、瘀血、水湿内停为标，属本虚标实证。方中重用黄芪为君，益气升阳，补虚消肿。臣以党参、白术补中益气，以助君药补脾之力；淫羊藿、菟丝子补肾助阳，扶助先天；土茯苓、薏苡根健脾祛湿，解毒化浊；六月雪、积雪草清热利湿，解毒消肿；当归、丹参活血化瘀，通经活络。佐以防风祛风胜湿，大黄泻下通便，使湿、浊、瘀毒邪有出路。诸药合用，共奏扶正祛邪、化浊祛瘀之效。

【验案】

陈某，男，66岁。初诊时间：2019年10月7日。

主诉：反复泡沫尿3年余，加重伴腹胀半月。

诊查：2019年9月24日因反复泡沫尿3年余，加重伴腹胀半月在浦江某医院住院治疗。入院后查生化：肌酐594.12μmol/L，尿素氮16.37mmol/L，钾5.78mmol/L，钠135.8mmol/L，氯106.8mmol/L。血常规：红细胞2.61×10^{12}/L，血红蛋白76g/L，24小时尿蛋白定量738mg/24h。出院后口服复方α－酮酸片，每次4片，每日3次。肾衰宁片每次4片，每日3次。百令胶囊每次4粒，每日3次。苯磺酸氨氯地平片每次1片，每日1次。非布司他片每次1片，每日1次。

有高血压病史4年余，平素口服苯磺酸氨氯地平片每次1片，每日1次；联合卡托普利每次1片，每日3次降压治疗，血压控制不详。痛风病史3年，1个月发作2~3次，发作时予消炎止痛药（具体不详）治疗。症见尿中多沫，夜尿1~2次，偶尔腰酸腰痛，左膝疼痛，大便每日1次、质偏稀，胃纳可，夜寐安。双下肢水肿。舌暗淡胖，苔薄微黄腻，脉弦滑。血压106/78mmHg。辅助检查：肌酐642.73μmol/L，尿素氮18.15mmol/L，血红蛋白87g/L。

中医诊断：肾衰病（脾肾阳虚，浊瘀内停）。

西医诊断：慢性肾功能衰竭；高血压病；痛风。

辨证分析：患者年老体弱，疾病日久致脾肾两虚，脾气不足，运化失司，水谷不化，精微下泄，故见尿中泡沫。腰为肾府，肾阳虚弱，腰府失养故腰酸。气虚血停，瘀血阻滞络脉，故腰痛。水谷精微不化，气血生化乏源，四肢肌肉失养，故乏力。风寒湿邪阻滞经络，气血运行不畅，故左膝疼痛。舌暗淡胖、苔薄微黄腻、脉弦滑均为脾肾亏虚、浊瘀内停之征。

治法治则：健脾益肾，化浊祛瘀。

处方：降氮汤合活血化瘀药加减。黄芪30g，太子参15g，淫羊藿20g，炒白术15g，土茯苓30g，六月雪30g，菟丝子30g，当归10g，醋三棱25g，莪术15g，红花9g，紫苏叶9g，积雪草30g，熟大黄（后下）3g，金钱草30g，泽泻20g，猫人参15g。7剂，日1剂，水煎，早晚分服。

10月14日二诊：药后左膝疼痛好转，腰酸胀缓解，大便溏泄、1日2~3次，夜尿2~3次，纳眠可。舌暗淡，苔薄，脉细。复查尿常规：尿蛋白（+），尿隐血（+）。生化：肌酐551.4μmol/L，尿素氮27.7mmol/L。血常规：红细胞2.73×10^{12}/L，血红蛋白79g/L。上方去泽泻，加赤芍20g，山慈菇6g。7剂，日1剂，水煎，早晚分服。

10月23日三诊：诉腰酸腰胀好转明显，胃脘部胀闷不舒，夜尿3次，大便2~3次/日、时干时溏，纳眠可。舌暗淡，苔薄，脉细滑。辅助检查：生化：肌酐444.1μmol/L，尿素氮21.19mmol/L。血常规：红细胞2.59×10^{12}/L，血红蛋白75g/L。上方去大黄，加金钱草15g，车前草30g，川芎15g。7剂，日1剂，水煎，早晚分服。

后持续门诊随诊，血肌酐逐渐下降。效不更方，原方加减，巩固治疗。

【按语】各种慢性肾脏疾病发展到后期最易损伤先后天之本。《景岳全书》

谓："脾为土脏，灌溉四旁，是以五脏中皆有脾气。"脾胃乃气机升降之枢纽，气血生化之源，亦是水液运化的关键，故治疗上重在益气温脾。肾阳是一身阳气的根本，慢性肾脏病的内因为肾气亏虚，故治宜脾肾同补，使正气得生，气血得充。

阳虚水停，气虚血停，瘀血痰湿日久郁而化热，故痰湿、瘀血、湿热等邪贯穿疾病的始终，治疗上在扶正的同时当重视化痰、祛瘀、清利湿热。一诊治以健脾益肾，化浊祛瘀，方用降氮汤加减。方中黄芪、太子参、炒白术大补中焦之气，又兼利水消肿，使正气得固；淫羊藿、菟丝子甘温入肾，温肾益精；六月雪、积雪草清热利湿，活血通络；三棱、莪术、当归、红花破血调血；紫苏叶宽中理气，又能解表；金钱草、泽泻利水消肿；土茯苓、大黄泄浊解毒；猫人参清热解毒，共奏扶正祛邪之效。后随诊中患者出现大便溏泄，故去大黄，根据舌暗明显加用活血药物。药后肌酐逐步下降，继续原方加减，巩固治疗。

二十四、肾毒宁方

【名称】肾毒宁方。

【组成】生黄芪30g，桃仁10g，淫羊藿15g，丹参15g，制黄精15g，沉香粉3g（吞），大黄6g（后下）。

【功效】益气温阳，活血化瘀。

【主治】肾衰，脾肾（气）阳虚血瘀。

【思路来源】肾衰的病机主要为“本虚标实”，慢性虚损性疾病的根本矛盾为“本虚”。慢性肾衰竭的“本虚”贯穿疾病的全过程。对本虚的治疗，要遵循“中央健，四旁如”的原则。

慢性肾功能衰竭的病变部位主要在肾，在疾病的发生过程中“本虚”贯穿于全过程，故辨证需精当。只有在辨证准确的前提下开立的处方才能够收效较好。比如对于脾肾气（阳）虚兼夹浊瘀型患者，病机在“本虚”之余还有瘀血、水邪停留，故在抓住根本矛盾的同时，要兼顾次要矛盾，处理“标实”。经验方肾毒宁意在益气温阳，参以活血化瘀。若血肌酐升高，浊毒留滞，可祛除毒浊，使肾脏得安，故以肾毒宁为名。

【方解】方中重用黄芪为君药，益气温阳，补虚消肿。臣以淫羊藿温肾助阳；丹参益气补血活血；桃仁活血祛瘀。君臣相伍，双补脾肾，活血祛瘀。佐以制黄精益肾补精；沉香降气止呕，温肾纳气；大黄清热泄浊，活血通便。全方共奏益气温阳、活血化瘀之功。

【验案】

胡某，男，45岁。初诊时间：2020年1月6日。

主诉：体检发现血肌酐升高两个月。

诊查：患者两个月前体检时发现血肌酐升高，肌酐230 μmol/L，伴泡沫尿，无明显双下肢水肿，无恶心呕吐，曾就诊于金华中心医院，查尿常规：尿蛋白（++），红细胞77.2×10^{12}/L，白蛋白38.5g/L，血肌酐266 μmol/L，尿素氮

16.7mmol/L，24小时尿蛋白定量9845g/24h，尿酸555μmol/L，肾小球滤过率左肾16.78mL/min。给予肾衰宁、开同对症支持治疗，未见明显好转。刻下尿浊，干咳两日，无痰，左肩疼痛，腰酸腰痛，无恶心呕吐，无畏寒发热，纳眠可，夜尿1次，大便调，平素怕冷。舌暗淡，苔白腻，脉沉细。既往高血压两年，血压控制在120/78mmHg左右，服压氏达降压。

中医诊断：溺毒（脾肾阳虚，浊瘀内停）。

西医诊断：慢性肾功能衰竭。

辨证分析：高血压日久，肝阳上亢，肾精亏虚。肾为先天之本，肾虚导致脾虚，终成脾肾两虚。脾主运化，脾气亏虚，运化失职，一则水湿内生，日久成毒，浊毒阻滞气机，气机不畅，血行迟滞而变生瘀血；二则脾失健运，水谷精微不化，气血生化乏源，四肢肌肉失养，故体倦乏力。脾肾阳气不足，故怕冷；肾虚则腰府失养，故腰酸腰痛；水谷不化，精微下泄，故见尿中泡沫。舌暗淡、苔白腻、脉沉细为脾肾阳虚、浊瘀内停之征。

治法治则：益肾健脾，化瘀祛浊。

处方：肾毒宁方加减。太子参15g，黄芪30g，红花9g，丹参30g，大黄6g（后下），淫羊藿20g，制黄精15g，土茯苓30g，薏苡根30g，炒白术15g，防风6g，积雪草30g，川芎15g。7剂，日1剂，水煎，早晚分服。

2月13日二诊：上方连续服用21天。药后腹泻，糊状便，1~2日1次，无腹痛，余无殊，纳眠可，小便调，舌暗，苔薄，脉细。2月8日本院查肾功能：尿素氮13.4mmol/L，血肌酐164μmol/L，尿酸485μmol/L，视黄醇结合蛋白99mg/L。尿常规：尿蛋白（++），尿隐血（+++），白细胞32.4个/低倍视野、4个/高倍视野；红细胞294.5个/低倍视野、33个/高倍视野，24小时尿蛋白定量1686mg/L，内生肌酐清除率20mL/min，尿微量白蛋白1360mg/L。血压118/72mmHg。上方去太子参，黄芪加至40g，加熟大黄6g（后下），炒僵蚕12g，金蝉花6g。7剂，日1剂，水煎，早晚分服。

3月26日三诊：停药1个月。3月27日我院复查：24小时总蛋白定量3255mg/24h，尿蛋白1273mg/L，尿肌酐2704μmol/L，尿常规：尿蛋白（++），白细胞弱阳性，尿隐血（++），白细胞132.2个/低倍视野，红细胞84.8个/低倍视野，管型1个/LP。生化：尿素氮15.4mmol/L，血肌酐222μmol/L，尿酸467μmol/L。大便偏稀、1~2日一行，纳眠可，夜尿1次，傍晚血压上升，无头晕头胀，无视物模糊，舌暗淡红，苔薄，脉细。血压134/90mmHg。

上方去熟大黄，加炒党参15g，莪术15g。14剂，日1剂，水煎，早晚分服。

上法继续治疗，病情稳定。

【按语】慢性肾功能衰竭多因“水肿”“淋证”“尿浊”等反复发作，使肺、脾、肾三脏虚损过甚，阳气疲惫，气化失司，湿浊内蕴，气滞血瘀，络脉阻塞，最后肾络瘀阻、郁久化毒所致。《医林改错》云：“元气既虚，必不能达于血管，血管无气，必停留而瘀。”临床以阳虚血瘀型所占比例重大，湿浊、瘀血更是贯穿本病始终。一诊治以益肾健脾，化瘀祛浊，方用肾毒宁方加减。方中黄芪性温，益气温阳，补虚消肿；白术健脾益气，燥湿利水；太子参补中益气，健脾益肺；淫羊藿、制黄精温肾助阳，填补精气；红花、川芎活血化瘀；丹参为血中气药，气行则血行；积雪草活血化瘀，温通经络，又兼祛风清热利湿、解毒消肿之功；薏苡根祛风胜湿；土茯苓解毒除湿。诸药合用，共奏扶正祛邪、化浊祛瘀之效。

二诊诉腹泻、糊状便、1~2日1次，无腹痛等，纳眠可，小便调，舌暗，苔薄，脉细。查尿血肌酐、蛋白较前减少。《医学入门》云：“脾病则水流为湿，火炎为热。久则湿热郁滞经络，尽皆浊腐之气，津液与血亦化为水。”湿浊困脾，故腹泻，故黄芪加量，另在补气健脾益肾的同时注意祛风燥湿，药用炒僵蚕祛风解痉，化痰散结；金蝉花祛风清热；大黄活血泄浊。

三诊活动后无腹泻，血肌酐下降，但大便偏稀、1~2日一行，纳眠可，夜尿1次，傍晚血压上升，无头晕头胀，无视物模糊，舌暗淡红，苔薄，脉细。原方去熟大黄，加炒党参补中益气止泻；莪术破血逐瘀；丹参寒温平调，行气破血，益气补血，活血化瘀。嘱患者避风寒，慎起居，调情志，防止疾病反复。

二十五、水肿足浴方

【名称】水肿足浴方。

【组成】苦参30g，桂枝15g，芒硝15g（冲），绵萆薢30g，泽泻20g，生黄柏30g，生附片20g（先煎），牡丹皮15g，艾叶10g，芥子10g，紫苏叶15g。煎药成水，足浴，每日1次。

【功效】祛风清热，化湿利水，通络止痛。

【主治】肾病水肿，风湿痹病关节疼痛。

【方解】水肿足浴方以绵萆薢、泽泻利水渗湿以祛湿浊；以苦参、黄柏燥湿清热，坚肾阴；附片、桂枝补肾阳，温膀胱，助化气，利小便；艾叶、紫苏叶和胃安中；牡丹皮活血化瘀；芥子消筋膜之水；芒硝通利大便，同时消肿清火。

【验案】

戴某，男，65岁。初诊时间：2020年2月20日。

主诉：反复双下肢浮肿两年，加重1周。

诊查：患者有高血压病史8年余，血肌酐升高两年。现双下肢浮肿，神疲乏力，畏寒，胸闷心悸，头晕，胃纳、夜寐欠佳，小便泡沫较多。舌淡红胖，苔腻，脉滑。2020年2月18日我院生化：肌酐197mmol/L，尿酸488 μ mol/L。尿常规：尿蛋白（++），隐血（+），红细胞26.1个/低倍视野、5个/高倍视野。

中医诊断：水肿（脾肾阳虚）。

西医诊断：慢性肾功能衰竭。

辨证分析：患者年老，阳气不足，脾肾两亏，脾不运化，肾不温煦，故水液留于肌腠，致双下肢水肿。舌淡红胖、苔腻、脉滑均为脾肾阳虚之征。

治法治则：温阳利湿。

处方：水肿足浴方。苦参30g，桂枝15g，芒硝15g（冲），绵萆薢30g，泽泻20g，生黄柏30g，生附片20g（先煎），牡丹皮15g，艾叶10g，芥子10g，紫苏叶15g。

上药煎水，待水温42~45℃时足浴，每日1次，每次15~20分钟。

连续足浴3日后，诉双下肢肿胀感减轻，双下肢按之凹陷较前减轻。

【按语】肾衰患者机体代谢功能失调，水湿痰浊内蕴，邪毒内藏，正气亏损，脾肾功能气化失司久已，肾阳不能温煦膀胱，膀胱不得蒸化水液，水液不行则泛溢周身，则见四肢、颜面浮肿。水液代谢失常，内生痰浊，痰浊困脾，水湿泛溢，则恶心、不欲饮食。湿浊久困，气机不调，气血运行失畅，久之气滞血瘀，肠腑气滞，大便不通，又加重胃气不和。气血壅滞易化火化热，热与湿搏，进一步耗伤正气，循环往复，使病情恶化。水肿足浴方以利湿、清热通腑、温阳化气为法，方中萆薢、泽泻利水渗湿，以祛湿浊；苦参、黄柏燥湿清热，坚肾阴；附片、桂枝补肾阳，温膀胱，助化气，利小便；艾叶、紫苏叶和胃安中，使胃气和降，气机通畅；因血行不利而化为水，故以牡丹皮活血化瘀；因部分水湿流于筋膜结缔组织，故以芥子消筋膜之水；芒硝既通利大便，又消肿清火，可防止湿毒内蕴致皮肤溃疡，并使湿热内毒从大便而解。诸药合用，共奏温阳利湿之功。

二十六、肾俞离子导入方

【名称】肾俞离子导入方。

【组成】五倍子30g，五味子15g，芥子12g，黄芪30g，附子20g（先煎），白芷20g，当归30g，生栀子20g，紫苏叶20g，石菖蒲20g，刘寄奴10g，艾叶20g，关黄柏30g，高良姜20g，木芙蓉叶20g，补骨脂20g，大黄30g。浓煎至50mL。患者卧位，取穴双肾俞，用中药离子导入仪治疗。

【功效】清热利湿，活血通络止痛。

【主治】急慢性肾病，各种原因的腰痛、腰酸、腰部不适。

【方解】《丹溪心法·腰痛》云："腰痛主湿热，肾虚，瘀血，挫闪，有痰积。"可见，腰痛多因肾精亏虚，腰府失养，不荣则痛；或外邪侵袭及跌仆扭伤致痰浊、瘀血阻滞经络，气滞血瘀，不通则痛。方中五倍子、五味子味酸收敛，补肾固精；芥子利气散结，通络止痛，善除经络之痰；黄芪、附子、补骨脂、高良姜益气温阳，补益脾肾；艾叶温经通络，散寒止痛；栀子、黄柏、大黄、木芙蓉叶清热利湿；当归、刘寄奴活血化瘀，通络止痛；白芷、紫苏叶祛风散寒，除湿止痛；石菖蒲化痰祛湿。全方寒热并用，补泻兼施，既能补益肝肾以治其本，又能祛除风寒湿热、痰浊、瘀血邪气以治其标，使腰府得养，气血得畅，则腰痛自好。

【验案】

郭某，女，48岁。2018年4月26日初诊。

主诉：反复腰酸痛半年，加重3天。

诊查：患者半年前无明显诱因出现双侧腰酸痛，劳累后加重，休息后能够缓解，无尿频、尿急、尿痛，无畏寒发热，无夜尿增多，无关节疼痛。未到医院就诊，此后腰酸痛反复发作。3天前感腰部酸痛加重，休息后未见明显缓解，遂来就诊。舌红，苔黄腻，脉滑。既往有乙肝病毒携带史20余年，腰椎间盘突出病史3年，双黄连针过敏史（用药后皮疹）。

中医诊断：腰痛（湿热阻络）。

西医诊断：腰椎间盘突出症。

辨证分析：患者久劳，肝肾亏虚，筋骨损伤，加之劳累过度、天气变化等，湿热邪气留着筋骨肌肉，痹阻气血，阻滞气机，腰府经气不通，阳气不运，以致肌肉筋脉拘急而痛。舌红、苔黄腻、脉滑均为湿热阻络之征。

治法治则：清热祛湿，活血止痛。

方药：肾俞离子导入方。

用两个大小适中的药垫在药液中煮沸，冷却到40℃后置于患者两处肾俞穴，放上电极片，接通电流。电流以患者耐受为宜，每次30分钟，每日1次，10天为1个疗程。

治疗1个疗程后，患者诉腰部酸痛明显好转。

【按语】中药离子导入法是结合中药、穴位及电流物理作用的一种独特疗法，是将药物通过离子导入病灶部位，利用热力作用于患处，扩张小动脉和毛细血管，改善局部血液循环，起到消炎镇痛的作用。其能够显著延长药物作用时间，使局部药物浓度保持在较高水平，具有安全、简易、无疼痛、无毒副作用的优点。该患者既往有腰椎间盘突出病史，每遇劳累及气候变化腰痛反复发作，采用中药离子导入，能够清热利湿，活血通络，行气止痛，有效缓解疼痛。

二十七、芒硝散

【名称】芒硝散。

【组成】芒硝30g。

【功效】祛湿消肿。

【主治】水肿。

【思路来源】肾性水肿是指多种原因引起肾脏损伤后，出现低蛋白血症和水钠潴留引起的水肿。临床多见于肾小球肾炎、肾盂肾炎、肾病综合征等疾病。水肿易发生在松弛部位。长时间水肿可使局部皮肤出现感染、溃烂，严重的可使生活质量下降，延长疾病治愈时间。因此，如何有效控制水肿、提高患者的生活质量是治疗肾性疾病的关键。中药外敷是中药外治的一种，是将中药贴敷于局部皮肤，以达到治疗效果，具有起效快、经济、廉价、操作简单等优点。

芒硝散具有软坚散结、清热解毒、抗炎、吸湿消肿等作用。外敷时，芒硝以硫酸根离子形式存在，可大量摄取皮肤内的渗出液体。同时，芒硝可使局部血管扩张，血流加快，改善微循环，加快潴留液体的吸收和消散。

【方解】芒硝味咸、苦，性寒，归胃、大肠经，可泻下攻积，软坚消肿。现代药理研究显示，芒硝主要含硫酸钠，并含少量氯化钠、硫酸镁、硫酸钙等无机盐，呈高渗状态，其晶体渗透压明显高于人体组织渗透压，可使组织水分渗出体外，从而减轻肿胀，改善局部血液循环，利于水肿消退，减轻肾性水肿症状。

【验案】

徐某，男，66岁。初诊时间：2019年12月9日。

主诉：双下肢浮肿两年余，再发1周。

诊查：患者两年余前无明显诱因出现双下肢浮肿，当时无发热畏寒，无胸闷气急，赴萧山某医院住院。查血清白蛋白27.25g/L，尿蛋白（+++），隐血（+++），总胆固醇7.745mmol/L，甘油三酯4.869mmol/L。2017年4月24日行肾穿刺提示膜性肾病（Ⅰ期），药用强的松15mg，1日3次+环磷酰胺（CTX）0.6g。7月停用CTX，服用他克莫司胶囊，1次1g，1日2次。2017年9月14日停用该药。强的松片减至10mg，1日3次。2017年9月15日复查24小时尿蛋白定量13185.9mg/24h，血清白蛋白22.26g/L，血红蛋白87g/L，转我院住院。查白蛋白24.8g/L，尿素氮10.3mmol/L，肌酐137μmol/L，尿酸499.4μmol/L，总胆固醇14.75mmol/L，甘油三酯7.30mmol/L。调整方案，强的松20mg，每日1次。雷公藤多苷片20mg，1日3次（2017年9月~2018年4月）。药后尿蛋白有所下降，维持至5000mg/24h左右，但血清白蛋白持续较低（19~20g/L），下肢浮肿明显。2018年4月10日口服强的松20mg，每日1次+环孢霉素100mg，每日3次。服3日后尿量减少，血肌酐上升，故停用环孢霉素。2018年5月17日、6月1日用环磷酰胺针0.6g静脉冲击两次，因蛋白尿反复维持8000mg/24h左右，2019年7月17日再次口服他克莫司，强的松片减至10mg，隔日1次。他克莫司早0.5mg、晚1.5mg口服。1周前，双下肢浮肿明显，皮肤松弛，按之呈凹陷性，不易恢复，无发热畏寒，感乏力，活动后明显，胸闷气急，舌淡红胖，苔薄，脉沉细。2019年12月7日到我院门诊，为进一步诊治收住入院。

既往有高血压病史，曾服用科素亚，因高钾，改服拜新同30mg，1日1次。现服倍他乐克缓释片47.5mg，1日1次，血压控制在120~140/70~90mmHg。2018年7月24日上海瑞金医院PET CT示：直肠与乙状结肠交界处右侧肠壁占位，代谢增高。同年8月行手术切除并腹部造瘘术，病理诊断：①绒毛管状腺瘤伴局灶高级别上皮内瘤变。②管状腺瘤伴低级别上皮内瘤变。2019年9月25日在我院行左眼Phaco+oL植入术。

2019年12月9日住院检查：肾功能：尿素氮17.8mmol/L，肌酐161μmol/L。尿蛋白（+++），隐血（++），24小时尿蛋白定量12131mg/24h。小腿周径35cm。

中医诊断：水肿（脾肾阳虚）。

西医诊断：肾病综合征。

辨证分析：患者年老，脏腑亏虚，先后天失滋。脾失健运，运化输布功能障碍，致水液不行而生痰饮水湿等病理产物，发为水肿，所谓“诸湿肿满，皆属于脾”。水液运行有赖于肾阳的气化，肾阳蒸腾有力，则气可化水。肾的气化作用贯穿于水液代谢的始终。肾阳不足，气化失常就会引起水液代谢失常，输布排泄障碍，致水液停滞局部而发为水肿。患者脾肾阳虚，故双下肢浮肿，皮肤松弛、按之凹陷、不易恢复，且感乏力、活动后明显，胸闷气急。舌淡红胖、苔薄、脉沉细均为脾肾阳虚之表现。

治法治则：祛湿消肿。

处方：芒硝散外敷。芒硝压碎后装入密封布袋，避免外漏。芒硝药物的厚度以3 cm为宜。将装好芒硝的布袋中央置于下肢水肿部位正下方，利用布袋上的系绳固定芒硝袋。系绳不可绑得太紧，以放入一小指且患者不感觉皮肤紧绷不适为宜。芒硝外敷3天为1个疗程，每晚9点至次日8点外敷，以免影响日常活动。

3天后，患者双下肢水肿明显消退，小腿周径32.5cm。

【按语】《灵枢·水胀》对肾性水肿的症状进行了详细描述："水始起也，目窠上微肿，如新卧起之状，其颈脉动，时咳，阴股间寒，足胫肿，腹乃大，其水已成矣。以手按其腹，随手而起，如裹水之状，此其候也。"《素问·水热穴论》指出："故其本在肾，其末在肺，皆积水也。"又云："肾者胃之关也，关门不利，故聚水而从其类也，上下溢于皮肤，故为浮肿。"可见，肾性水肿为肾脏疾病的一种外在表现。中药外敷疗法源远流长。清代吴师机在《理瀹骈文》中强调，外治膏药具有"拔""截"双重疗效，指出："凡病所结聚之处，拔之则病自出，无深入内陷之患；病所经由之处，截之则邪自断，无妄行传变之虞。"芒硝味苦、咸，苦能泄热，咸能软坚；其性善消，能通化瘀滞。芒硝外敷为淡渗利水、攻逐利水的过程，既能利尿消肿，又能调节脏腑整体功能，改善其他伴随症状，在治疗肾性水肿过程中具有一定的优势。芒硝在外敷过程中，由于芒硝呈高渗状态，因而能够摄取组织间液中多余的水分。芒硝还具有扩张局部血管、加快血流速度、改善微循环等作用，能够促进炎症的吸收与消散。因芒硝散外敷为体表直接给药，经皮肤或黏膜表面吸收，药力直达病变部位，不经肝肾排泄，具有起效快、价格低、操作方便、反复使用、未见明显副作用等优点，故患者乐于接受。

二十八、排石方

【**名称**】排石方。

【**组成**】金钱草30g，海金沙30g（包煎），冬葵子30g，王不留行30g，车前子15g（包煎），柴胡15g，川芎15g，牛膝15g，青皮15g，陈皮15g，鸡内金20g，郁金20g。

【**功效**】活血理气，利尿通淋。

【**主治**】淋证（石淋）。

【**思路来源**】隋·巢元方的《诸病源候论》曰："诸淋者，由肾虚而膀胱热故也，认为肾虚气化不利则小便数，热郁膀胱则水下行艰涩，淋沥不宣，故谓之为淋。"巢氏以肾虚为本、膀胱湿热为标的病机观点，奠定了淋证的理论基础。大量临床发现，肾结石患者多喜食辛热肥甘之品，或嗜酒过度，酿成湿热，下注膀胱；或下阴不洁，湿热秽浊毒邪侵入膀胱，酿成湿热，日积月累，形成砂石，发为石淋。砂石日积月累，逐渐增大，使湿热更甚。因此，清利下焦湿热，兼以利水涤石是治疗本病的关键。

排石方以"通淋排石"为总则，辅以"清热利湿、健脾益肾、行气活血"三法，在三金排石汤的基础上加郁金形成四金汤，加减配伍青皮、陈皮行气，川芎活血，牛膝益肾，冬葵子、车前子等清热利湿，以达清热利湿、通淋排石之效，用于石淋治疗。

【**方解**】方中金钱草、海金沙可通淋利尿，清热利湿；鸡内金可涩精止遗，健胃消食，通淋化石，共为君药。冬葵子、车前子清热利湿，利尿通淋，为臣药。青皮、陈皮、柴胡疏肝理气健脾；川芎、郁金活血行气，共为佐药。诸药合用，共奏利尿通淋、清热利湿、行气止痛、通淋化石、益气止血之功。理气药多性温，气血得温则行，故能促进气血调匀，助气化，利排石，且多有止疼作用，能够活血化瘀，软坚化石，松解粘连，改善肾功能。血尿可加茜草、牡丹皮、白茅根；疼痛可加炙乳香、没药、延胡索。

【验案】

李某，男，54岁。初诊时间：2019年12月5日。

主诉：反复左侧腰痛1个月。

诊查：患者1个月前无明显诱因出现左侧腰部持续性疼痛，活动及休息均不能缓解。至当地医院就诊，查B超提示左肾结石，予解痉止痛等对症治疗后疼痛缓解。两天前，因劳累再发左侧腰部持续性绞痛，伴尿急，排尿涩痛，肉眼血尿，无畏寒发热，无胸闷气急，无腹痛腹泻。昨日查尿常规示隐血（++++），B超示左输尿管结石伴左肾轻度积水，予止痛治疗后疼痛稍好转。刻下腰部隐痛，舌红，苔黄腻，脉弦滑。

中医诊断：石淋（下焦湿热型）。

西医诊断：泌尿系结石。

辨证分析：湿热下注，蕴结下焦，尿液受到煎熬，日久尿中杂质互结而成结石。尿急、排尿涩痛、突发尿道窘迫疼痛、少腹拘急、左侧腰部持续性绞痛难忍、尿中带血均为石淋的表现；舌红、苔黄腻、脉弦滑亦符合下焦湿热证。

治法治则：清热，利湿，排石。

处方：金钱草30g，海金沙15g（包），鸡内金15g，石韦15g，冬葵子15g，焦栀子10g，丹参15g，泽泻20g，车前子30g（包），王不留行15g，牛膝15g，枳壳15g。7剂，日1剂，水煎，早晚分服。嘱患者多饮水，多运动。

12月12日二诊：药后腰痛好转，尿色转清，无尿频、尿急、尿痛，大便秘结，舌红，苔白腻，脉弦。尿常规正常。上方加大黄6g（后下）。7剂，日1剂，水煎，早晚分服。

服药5剂后，无明显腰酸腰痛、排尿涩痛。

【按语】中医学认为，肾乃水脏，职司水液的分清泌浊。膀胱为州都之官，贮藏和排泄尿液。若膀胱为湿热病邪所侵，或肾气亏虚等，可致气化功能失司，水道不利。《证治准绳》云："膀胱为水脏，热甚则生湿，湿生则水液浑，凝结而为淋。湿热蕴结下焦，尿液受其煎熬，日积月累结为砂石，成为石淋。"故后世医家多认为石淋的病机为"湿热久蕴，煎熬水液，尿液凝结，日积月累，聚为砂石"。本患者中医辨证为石淋，治以清热化石，利水通淋，解痉排石。方用自拟排石方。该方消炎解痉，止痛利尿。方中金钱草、海金砂、车前子为治疗尿路结石的传统要药，可抗炎，利尿，导滞，消石排石；石韦、冬葵子、王不留行具有清热利尿、化石通淋之效；鸡内金具有化坚、消石、导滞之功；焦栀子清热泻火；泽泻清热利湿；丹参活血祛瘀；牛膝逐瘀通经，利尿通淋，引血下行；枳壳行气，下焦水道通畅则湿热之邪有路可出。诸药合用，充分发挥冲、松、攻作用，使机体功能得以改善，又能增强脾胃功能。二诊诸症减轻，唯大便秘结，故加大黄，泻下通便，清热利湿。

二十九、尿淋汤

【名称】尿淋汤。

【组成】石韦15g，萆薢15g，石菖蒲10g，金钱草30g，车前草30g，荜茇6g，炒黄芩15g，柴胡10g。

【功效】清热解毒，利湿通淋。

【主治】热淋。

【思路来源】热淋的发热病机有二：一是高热，多因太阳表邪循经入膀胱，致气化失司，症见尿频、尿急、尿痛等；或太阳表邪化热，内传少阳、阳明，热邪炽盛，正邪相争，而致高热。治以和解少阳，清泄郁热。二是湿热蕴结下焦，通过三焦外达肌腠而发热，其热在里而症显于外。仲景曰："淋家不可发汗，发汗则必便血。"《诸病源候论》云："热淋者，三焦有热，气搏于肾，流入于胞而成淋也。"肝脉绕阴器，过少腹，少阳、三焦气机枢纽不利，气搏于肾而影响膀胱的气化功能。治当和解少阳，清利三焦，开郁利枢，疏达气机，使膀胱气化功能得以恢复，热有出路，小便得以通畅。

《景岳全书》提出了淋证的治疗原则："凡热者宜清，涩者宜利。"可以看出，热淋的主要病机为湿热蕴结下焦，膀胱气化不利，治疗以通利为主。小柴胡汤出自《伤寒论》，主要功用为和解少阳。本方取其柴胡、黄芩两味药，以退热解毒、清泄少阳之热。同时配伍石韦、石菖蒲、萆薢、金钱草、车前草、荜茇等清热利湿。本方以治疗尿淋为主，故名以尿淋汤。

【方解】石韦味甘、苦，性微寒，入肺、膀胱经，上清肺热，下达膀胱而利尿，且能凉血止血通淋；萆薢利湿化浊，为治白浊之主药，与石韦共为君药。臣以菖蒲化浊除湿，祛膀胱虚寒，助萆薢分清化浊之力。《本草求真》谓石菖蒲能温肠胃，"肠胃既温，则膀胱之虚寒、小便不禁自止"。佐以车前草、金钱草清热利湿解毒。荜茇温中散寒，下气止痛，制石韦、金钱草、车前草等寒凉之性。黄芩清利上焦，又长于开郁；柴胡疏肝理气，善于泄热，二药配伍，调肝胆之气机，清内蕴之湿热，使枢机得以和畅。肝主疏泄，以升发为主。肾主闭藏，以润下为主。三焦、肝肾气机升降得宜，气机调畅，则小便得利。全方共奏清热解毒、利湿通淋之功。

【验案】

邱某，女，38岁。初诊日期：2019年3月23日。

主诉：反复尿频、尿急、尿痛1年余，再发3~4天。

诊查：患者1年来反复尿频、尿急、尿痛，于当地医院就诊，诊为尿路感染，最近3~4天再次出现尿频、尿急、尿痛，症见小便短数、淋沥不畅、灼热疼痛，尿色黄赤，小腹胀满，大便秘结，伴腰酸腰痛。舌红，苔黄腻，脉滑数。辅助检查暂缺。

中医诊断：淋证（热淋）。

西医诊断：泌尿系感染。

辨证分析：根据患者症状，辨为淋证之热淋无虞。患者急性起病，为实证。湿热毒邪蕴结下焦，故尿频、尿急、尿不尽感，尿道灼热、疼痛，此为主要矛盾。热灼血络，故尿见潜血；病位在肾与膀胱，腰为肾之府，故伴腰酸腰痛、小腹胀满、大便秘结，此为次要矛盾。舌红、苔黄腻、脉滑数均为湿热下注之征。

治法治则：清热解毒，利湿通淋。

处方：石韦15g，荜茇6g，车前草30g，金钱草30g，柴胡10g，酒黄芩15g，鲜生姜5g，制半夏9g，萆薢15g，石菖蒲10g，败酱草15g，大血藤15g，甘草5g。7剂，日1剂，水煎，早晚分服。

3月30日二诊：药后尿频、尿急、灼热疼痛症状减轻，舌红，苔薄，脉滑。

处方：石韦15g，车前草30g，柴胡10g，生姜5g，萆薢15g，败酱草15g，甘草5g，荜茇6g，金钱草30g，黄芩15g，石菖蒲10g，大血藤15g，泽泻15g，升麻5g，杠板归15g。7剂，日1剂，水煎，早晚分服。

三诊：尿频尿急症状明显缓解，尿常规正常。

【按语】淋证有六淋之分，证候有虚实之别，病情有标本缓急之主次，临床辨证应先区分“热淋、血淋、气淋、石淋、膏淋、劳淋”之不同，继而审察证候之虚实，通过虚实辨证，了解病体的邪正盛衰，辨别疾病的性质，以指导处方用药。《诸病源候论》谓：“热淋者三焦有热，气搏于肾，流入于胞而成淋也，其状小便赤涩。”治疗上，遵循张景岳“凡热者宜清，涩者宜利，下陷者宜升提，虚者宜补，阳气不固者宜温补命门”的治疗原则，时时不可囿于古之忌汗、忌补之说，犯虚虚实实之戒。淋证病情复杂，临证应心有定见，有方有守，积量变到质变，不可朝更夕改。同时也不可一味利尿通淋，以免津伤阴耗变生他证。用药避免过用苦寒，以免胃败而病难痊愈。在湿热毒邪去其大半时，应顾护胃气，适当予茯苓、薏苡仁等甘淡之品，以健脾助运，利湿通淋。本患者首诊辨为热淋，治以清热解毒，利湿通淋，方用尿淋汤加减。小腹胀满，气机不畅，故配伍生姜、半夏，以调理气机；败酱草、大血藤清热利湿。二诊症状减轻，故去败酱草，改用杠板归。气之运行以顺为贵，以郁为失，壅滞不通或通而不畅，郁结不散，怫郁于内，则升降失常，出入失用，气机郁遏不达。阳气宣发不得，郁滞之气在体内氤氲，冲和之性失司，聚集生热，则郁而化火，此谓“气有余便是火”。升麻性能升散，功善升举，可使邪从外解，又善引脾胃清阳之气上升。药证相符，效不更方，三诊以巩固治疗。

三十、升柴缩泉汤

【名称】升柴缩泉汤。

【组成】黄芪30g，升麻9g，柴胡9g，桑螵蛸10g。

【功效】温肾健脾，缩尿止遗。

【主治】脾肾阳虚型淋证。

【思路来源】淋证是指小便频数短涩，滴沥赤痛，欲出未尽，小腹拘急，或痛引腰腹的一类病证。淋之名最早见于《黄帝内经》。《金匮要略》曰“热在下焦”，论述了淋证的主要病因病机。《诸病源候论》所提出的“诸淋者，由肾虚而膀胱热故也，肾虚则小便数，膀胱热则水下涩，数而且涩则淋沥不宣”，是对淋证病机的进一步诠释。《外台秘要》将淋证分为石淋、气淋、膏淋、劳淋和热淋“五淋”，后世多沿用此分类法。本病湿、热是关键的病理因素，肾虚膀胱不能正常气化是发病的中心环节。但年久体迈者不宜一味清热利湿，同时应注意补益升提。

“缩”有减缩、收敛之意；“泉”原指水泉，这里形容功用如同水泉的膀胱。升麻、柴胡为方中重要的两味药，能使肾虚得补，精气益固，寒气温散，遗尿自止，如泉水缩敛一般，故名曰升柴缩泉汤。

【方解】黄芪补中益气，生用性轻清而悦，升阳举陷，通达内外，为君药。升麻入肺、脾、胃三经而升阳，柴胡引少阳清气上行，共为臣药。桑螵蛸甘、咸，平，补肾固精止遗，为佐药。黄芪、升麻、柴胡三者配伍，寒热并用，补泻共施，升清阳而降阴火，顺应脏腑升降之势，升发阳气，使脾气运转周身，膀胱气化得司，小溲得固。

【验案】

陈某，女，83岁。初诊时间：2020年1月22日。

主诉：反复尿频尿急11年。

诊查：患者11年前无明显诱因出现尿频、尿急、尿痛，无发热畏寒，前往市区某医院就诊，诊为尿路感染，予先锋霉素及中成药口服，症状缓解。之后上症反复发作，每年梅雨季节多发，均经口服消炎药治疗后好转。2015年因尿路感染多次住院治疗，好转出院。症见尿次频多，夜尿5~6次，感乏力，视物模糊，腰酸，夜寐欠佳，胃纳、大便调，舌暗，苔薄，脉细。检查尿常规：白细胞（++），31个/高倍视野，280.2个/低倍视野，细菌35940个/低倍视野。

中医诊断：淋证（劳淋）。

西医诊断：泌尿系感染。

辨证分析：患者尿频、尿急反复发作11年，迁延不愈，病久耗伤正气，且年入耄耋，年老体弱。肾为先天之本，脾为后天之本，脾肾两虚，先后天不能互相补充。脾主运化，肾为水脏，脾肾亏虚，水谷运化失调，湿浊内生，下注膀胱，故尿频不适；肾阳虚衰，膀胱失温，气化不利，故夜尿增多；肾为腰之府，湿困下焦，故腰酸、乏力；乙癸同源，肾精亏虚，肝阴不足，精血不能濡养双目，且心失所养，故视物模糊、夜寐欠佳。无明显小便浊热刺痛，无肉眼血尿，无尿中夹砂石，无少腹疼痛，可排除热淋、血淋、石淋、气淋、膏淋，舌暗、苔薄、脉细均属劳淋之象。

治法治则：健脾化湿，益肾通淋。

处方：升柴缩泉汤化载。炒生地黄15g，黄芪40g，炒白术15g，升麻9g，柴胡9g，丹参30g，地锦草15g，车前草30g，金钱草30g，炮姜5g，桑螵蛸10g，淫羊藿20g，菟丝子15g，大血藤15g，炒黄柏6g，石韦15g。7剂，日1剂，水煎，早晚分服。

3月9日二诊：药后尿频尿急症状减轻，现觉口干，时有口苦，余无殊，舌暗红，苔薄，脉滑细。当日门诊查尿常规白细胞（++），183.9个/低倍视野，21个/高倍视野，细菌21765个/低倍视野。

处方：石韦15g，金钱草30g，车前草30g，柴胡9g，炒黄柏9g，焦栀子6g，牡丹皮6g，升麻9g，赤芍20g，覆盆子10g，桑螵蛸10g，炮姜6g，黄芪30g，炒苍术10g，丹参30g，淫羊藿15g，生地黄15g，熟地黄15g，砂仁6g（后下）。10剂，日1剂，水煎，早晚分服。

3月23日三诊：自诉进食后欲行大便，腰酸，舌暗，苔薄，脉弦细。

处方：炒黄柏10g，荜茇6g，熟地黄15g，炒山药15g，牡丹皮6g，茯苓30g，泽泻15g，大血藤30g，升麻9g，柴胡9g，炮姜9g，石榴皮10g，桑螵蛸

10g，炒苍术10g，巴戟天15g，丹参30g，金钱草30g。10剂，日1剂，水煎，早晚分服。

治守上法，随症加减，诸症好转。

【按语】泌尿系感染中医学多属“淋证”范畴。久淋不已，遇劳即发，而为劳淋。《诸病源候论·淋病诸候》云：“劳淋者，谓劳伤肾气，而生热成淋也。肾气通于阴，其状尿留茎内，数起不出，引小腹痛，小便不利，劳倦即发也。”后世虽对劳淋有进一步细分，但总以脾、肾两脏亏虚为根本。此案患者脾肾阳虚，湿浊内生，下注膀胱，故一诊以升柴缩泉汤加减。方中重用黄芪，黄芪性温，益气温阳，补气固脱，使中气充实。正如《诸病源候论·小便不禁候》所云：“小便不禁者，肾气虚，下焦受冷也。肾主水，其气下通于阴，肾虚下焦冷，不能温制其水液，故小便不禁也。”《仁斋直指附遗方论》亦云：“下焦蓄血，与其虚劳内损，则便溺自遗而不知。”根据《景岳全书》“治水者必须治气，治肾者必须治肺”的理论，塞源之道首当益气固堤，正本清源，理气兼以活血。方用升麻柴缩泉汤。方中黄芪益气健脾；升麻、桑螵蛸温肾固涩，使气虚得补，三焦气化得复，阴阳互济，膀胱气化与约束力恢复正常；柴胡引少阳清气上行；炒生地黄清热凉血生津；地锦草、车前草、金钱草、炒黄柏、石韦清热利湿；炒白术健脾祛湿；炮姜温化水饮；淫羊藿、菟丝子温补肾精；久病必瘀，故配伍丹参、大血藤等活血化瘀。

二诊尿频尿急症状减轻，觉口干，时有口苦，舌暗红，苔薄，脉滑细，说明阳气振奋，瘀血得行，故在一诊方的基础上减轻黄芪及活血药用量，患者口干明显，湿热伤津，故加大炒黄柏用量，并加入焦栀子、牡丹皮、赤芍等清热凉血活血，去地锦草、大血藤；加覆盆子补肾滋阴；炒白术改为炒苍术，以增强健脾燥湿之功；熟地黄善滋补肾阴，以易菟丝子；砂仁理气健脾，防熟地黄滋腻碍胃。

三诊进食后欲行大便，腰酸，舌暗，苔薄，脉弦细，提示脾肾两虚明显，证候已经发生改变，此时当温肾健脾，缩尿固涩，故以升柴缩泉汤合六味地黄汤加减，配伍石榴皮涩肠，荜茇温胃散寒，巴戟天温肾助阳，炒黄柏性寒以反佐；大血藤活血化瘀，金钱草利尿通淋。全方共奏温肾健脾、缩尿固涩之功。